醫療資訊與病人安全管理實務

佛教慈濟醫療財團法人 —— 著

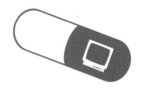

雲端醫愛 提昇病安

文 —— **林俊龍**
慈濟醫療志業執行長

　　慈濟的醫療志業，從花蓮慈濟醫院啟業到現在將近三十年。近十年來，世界衛生組織WHO推動「健康促進醫院」的概念和實施，讓我們更清楚慈濟醫療志業從骨子裡就是Green Hospital(環保綠化醫院)，除了熱能回收、節能減碳與太陽能板集電之外，還有醫療資訊系統的發展，不但與日俱進，逐漸朝向無片化、無紙化的管理方式，更隨時將資訊科技進步的良善面，一一運用在照顧病患身上。

　　隨著網路普及度日增，智慧型手機、攜帶式平板裝置日新月異，慈濟醫療資訊系統也因應潮流快速調整，實地應用，以資訊系統輔助醫療與護理、提昇用藥與給藥安全、加速病患生理檢驗結果的通知，在在都以提昇病人安全為首要目標。

　　近年更隨著雲端科技發展，讓病人與家屬可以輕鬆地將醫療照護的紀錄從醫院帶回家操作。花蓮慈濟醫院的「雲端心蓮安寧

療護計畫」，成果豐碩，不僅讓家屬能安心居家照顧患者，也進一步輔導大林慈濟醫院與臺東聖母醫院加入執行行列，能讓科技成為有溫度的關照，並獲得第十五屆醫策會醫療品質獎智慧醫療類的肯定。

慈濟醫療建構「安寧療護遠距整合性照護服務平臺」的主要原因，第一是安寧病房一床難求，另外一個層面是滿足病人希望回家的願望，在以人性關懷層面的目標之下，結合了科技與雲端作業，為醫、病雙方節省時間，跨越了距離的隔閡；醫師與護理師在醫院可即時了解病人在家時的生理監控資料，還能提供多媒體、多語言的衛教服務，不僅讓病人能夠安心的回家，也能有效降低病人的再住院率。

現在不只是癌末患者，器官衰竭、失智症病友也納入安寧照顧的領域，加上花東地區特別嚴重的人口老化問題，因此以醫療資訊來縮短空間與時間差，能有效因應未來的需求與趨勢。

醫療資訊應用成果這類的書籍其實很少見，《醫療資訊與病人安全管理實務》這本書即將付梓，感恩慈濟醫療志業張文成副執行長策劃帶領，也感恩慈濟醫療志業發展處醫療資訊室與慈濟花蓮、大林、臺中、臺北四大院區各單位同仁與資訊室聯合撰述，將慈濟醫療志業資訊業務將近三十年以來的努力，集結成書。不但要將成果與醫界分享，也為臺灣醫療資訊系統的發展做見證，期待我們一起用愛、用關懷、用真心結合科技，讓醫療資訊的未來，持續朝向提昇病人安全的目標而發光發熱。

醫學倫理、醫療品質與
醫療資訊之關係

文 ——— **林俊龍**
慈濟醫療志業執行長

　　發展醫療資訊系統最重要的是要能夠切合醫學倫理的基準，其根本則要回歸到醫療的本質。從事醫療工作，是為了照顧病人，一方面希望能解除病人的痛苦，另一方面當然希望延長病人的壽命。

　　回頭看看一千多年前醫學先輩的哲理，西方醫學是以「蛇杖」為醫療的象徵圖騰。「蛇杖傳人」代表著行醫者應具備醫術與醫德。古希臘神話中，蛇是智慧的化身且擁有神秘的療傷能力，太陽神阿波羅的兒子「醫神」艾斯克雷皮斯(Aesculapius)，手握纏著一條蛇的權杖，因此奉祀醫神的神廟大多兼具了診所和醫院的功能。

　　而佛經《無量義經》德行品：「大醫王，分別病相，曉了藥性，隨病授藥，令眾樂服。」要治好一位病人的疾患，先要了解病因是怎麼產生的。一位好醫生，會先觀察、先研究病痛是怎麼

產生的,再擬定該怎麼治療。正如經文所言,醫師在診斷、辨明病因之後,還需要了解種種藥理作用,然後依據不同的病給予不同的藥物;不僅如此,還要讓病人樂於服用,早日恢復健康。佛經上的這些陳述,就是醫學倫理所要求的結果。

醫學倫理ABCDE五大規則

我以美國醫學會的三大倫理規則為基準,想出了現代醫學適用又好記的ABCDE五大倫理規範:

第一、Autonomy,意指病患的自主權。

凡事都該尊重病人的意願,這一點近來似乎有被輕忽的現象,但很重要。例如,雖然清楚告知病人,接受手術有助於病情恢復;或是告知病人那一種藥對他的病有效;但如果病人決定不要,仍然要尊重,不能強迫他接受治療。

第二、Beneficence,一定要對病人有幫助。

所謂的病人安全,其實就是,不對病人造成傷害。不管是給藥,或是採取那一項醫療處置,一定要能幫到病人。因為臨床真的就發生過,手術後,病情變糟,或是處置後反而有副作用等等。所以,一定要事先仔細地衡量對病人到底有沒有幫忙。

第三、Confidentiality,隱私性。

醫師與病患的關係非常密切,但病情資訊應該只有醫病者才能知道,這是屬於醫師與病人之間的祕密。現在臺灣已經開始施行個人資料保護法,所以病人的病歷是無法公開分享的,必須要

守密，即使醫生知道他的病人有性病、愛滋等等，仍不能對他人公開。

第四、Do No Harm (Non-maleficence)，不能傷害病人。

這與第二個規則「一定要對病人有幫助」是相對應的。《孫子兵法》言及：「先立於不敗之地，然後可攻。」慈濟醫療志業的資訊同仁要出版這一本新書，就是保護病人不受傷害；在病人不會受到傷害的前提之下，再來談，怎麼做可以幫助到病人。如果沒有把握不會傷害到病人，就不宜採取任何行動。

第五、Equality，平等正義。

我們相信人都是平等的，不會因為甲先生有錢就用好藥幫他治病；乙先生很窮、沒有錢，就不予理會，放任他生死不管。

ABCDE這五項醫學倫理的傳統價值，必須要能呈現出來。但是，我們卻發現，實際上在醫療的過程中，常常會發生一些不必要的缺失，而造成對病人的傷害。發起病人安全運動的美國醫學研究院(Institute of Medicine, IOM)，1999年11月發表了一份報告「To Err is Human」(人都會犯錯)，報告中指出美國每年有四萬四千到九萬八千人因醫療疏失導致死亡，相當於美國那一年十大死亡原因的第八名。

而據臺灣的醫院評鑑暨醫療品質策進會推算，臺灣每年因醫療不良事件而死亡的人數約在六千到兩萬人，這樣的數字非常驚人。我們想到的方式就是，設計一套能協助維護醫療品質的資訊

系統。

現代資訊進步，一切都能找資訊系統幫忙。資訊系統能夠快速而正確的處理、過濾、儲存、分析資料，在醫療的過程也是如此。有沒有辦法利用現代的資訊科技來幫忙維護「病人安全」呢？我們的答案是肯定的。

這一本書，就是在闡述這樣的概念。而本書的章節，主要是按照下列程序呈現。

第一、電子病歷

電子病歷是利用資訊系統來維護病人安全的第一項作業。將病人的病歷依電子化儲存，所有的資訊都記錄下來，存放在一起，往後整個醫療過程都能做為參考。

第二、電腦化醫囑系統(CPOE, Computerized Physician Order Entry)

舉例來說，以前醫師手寫好一張處方簽就交給藥劑師，醫師如果太忙就可能字跡潦草，導致藥師看錯、配錯藥，且藥的劑量無法管控。如果有CPOE程式，醫師要進入系統要輸入廠牌名稱(brand name)、化學藥名(chemical name)，輸入錯誤的機會降低，這是第一個優點。第二點，如果開三種藥，藥之間的相互作用，電腦系統會幫忙檢查。第三點，藥物劑量的安全性，電腦也會管控，如顯示「已超過此位病人可服用的最高劑量」等。但更高一個層次的安全管控，是把病人的身體狀況也考慮進去，例如某位

病人的腎功能差，系統就會告訴主治醫師：「應降低劑量。」原本醫師習慣讓病人一天服用三次，有電腦系統的提醒，就可能調整為一天一、兩次，或是劑量減半，這是第四個優點。第五個優點，則是病人的藥物過敏反應，資訊系統也會通知。以CPOE資訊系統，即能有效地輔助醫療過程，保護病人安全。

第三、給藥錯誤(Medication Error)

在醫療疏失之中，給藥錯誤是比例最高的。護理推行「三讀五對」，讀三次，核對五次，但還是可能發生錯誤。而給藥錯誤有四大類：給錯藥、給錯病人、給錯劑量、給錯時間。所以設計條碼之給藥系統(Barcode Medication Administration, BCMA)來處理。

現在則用barcode，掃描病人的手圈條碼，來比對藥袋上的病人條碼，錯誤率幾乎是零。而在臨床上，比較難避免的只有如打針、靜脈輸液等小體積的物件，還無法以條碼系統辨別。

第四、決策支援系統(Decision-making Support System)

醫生要能分別病相，在現代需善用各種的檢查結果輔助，包括：超音波、心電圖、抽血檢查結果……，「決策支援系統」即是以資訊科技來整理、掌控，只要滑鼠一點，就能看到逐項及所有的相關檢查報告，又快速又正確。以系統來控制，不會發生人為錯置，如病患A的報告，當成是B的，而下錯判斷。也可以各項結

果能幫助醫生決定，這個病人要開刀、或是那一種處置才適合。

第五、關鍵數值回報系統(Critical Value Reporting)

這是醫療資訊系統為病人安全把關的一個重要環節。像是若檢驗科發現一項檢驗結果異常，而且對病人影響很大，例如鉀離子數值如果到達「六」，就表示病人有立即的危險；或者是病人的血液中培養出細菌，可能會引發敗血症，這也須立刻通知主治醫師與病房。過去的作法，是檢驗科的技術員打電話告知醫師，檢驗科的任務就結束了，接下來的處置就都是醫師的責任。但是萬一技術員找不到醫生呢？或者醫師是怎麼處理的？醫院管理者皆無從得知。

以前的回應率，只能統計打了一百通電話，有幾通有回應。很多的醫療糾紛也是在這樣的狀況下發生的，即使醫生說：「我一接到通知就立刻處理了……」或是遇到病患家屬不合理的投訴，也可能因為醫生沒有留下即時處置的紀錄而糾纏不清。某大醫學中心接受愛滋病患捐贈器官，導致器官受贈者深陷染病危機，就是因為只以電話回報檢驗結果，因誤言或誤聽而導致的悲劇。

設計完備的資訊系統則可以即時傳遞正確訊息。它除了可以發簡訊給相關人員，如：醫師、護理師之外，還可以在電子病歷上留下完整記錄。

慈濟已設計研發的「關鍵數值回報系統」，會要求接獲簡訊

的醫師在病人的電子病歷中針對該項異常值做處置，下一個新的醫囑。系統會自動記錄回應率(response rate)，包括醫師幾點幾分回應的，與簡訊發布間隔多久醫師才回應。

而這些紀錄，不僅是保護病人安全的紀錄，也是保護醫護的完全紀錄。經常聽聞醫療爭議的纏訟，圍繞著醫護在病情發生變化的關鍵時刻，到底有沒有及時給予適當的處置。若是能依照電腦的時間紀錄一筆筆的資料，就是最直接的證明，不管是病人或醫師，口說無憑，只要有系統記錄在，一切都有根有據。

在二十一世紀的今日，不僅醫療科技日新月異，新的診斷科技設備每天都在產生，資訊科技的進步更是極速發展，從一般的電腦，進化到無線、雲端、智慧型手機、甚至最新的穿戴式裝置；而資訊傳輸的RFID(無線射頻技術)、NFC(近場通訊)，也都是慈濟醫療資訊近期運用的重點；將最新最快的資訊科技落實在醫療上，科技發展邁向普遍化。這本書的目的，是拋磚引玉，把目前慈濟醫療所做的、所努力的方向與大家分享。我們在發展醫療資訊的過程中，思考著如何應用在照護病人的過程裡，也應用在教學及研究，期許各方面能更上一層樓，而最重要也最根本的，當然還是為病人安全把關，提供高品質且溫馨親切的醫療服務。

目錄

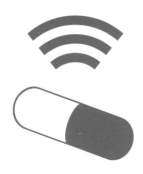

第一章
病人安全之定義與範疇

文 ——— 張文成
慈濟醫療志業副執行長

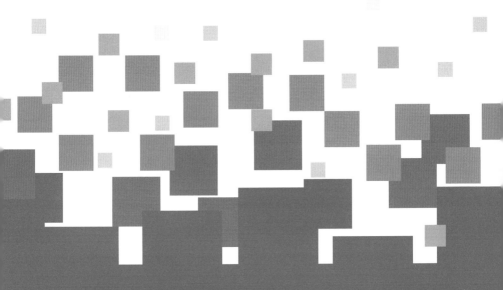

不良事件發生之頻率會因調查方法之不同而有所差異，根據Weingart et al.(2000)以病人曾遭受不良事件(包括暫時傷害(<1年)、永久性傷害或死亡)之就醫經驗所作之調查研究發現，在年輕族群之發生率為10%，當年紀>65歲時其比率高達25%。若將調查範圍擴大為七個工業化國家包括美、英、西德、澳洲、加拿大、紐西蘭、荷蘭等國，使用電話進行11,910位病人之問卷所得到之主動通報醫療錯誤發生比率介於12%~20%(O'Hagan et al., 2009)。此外，近期由Levinson(2010)與Classen et al.(2011)等相關學者使用不同方法所做之調查發現其發生不良事件比率由12.5%提高至33.3%。

由於前述之研究調查資料未具體統計因醫療錯誤而造成死亡之案例，我們可參考美國國家醫學研究院(Institute of Medicine, IOM)之報告，依據其所出版之「人會出錯：建立更安全的健康照護系統」一書所揭示之美國相關學者之研究指出在1997年可能有高達三千六百三十萬之病人入住美國醫院(IOM, 1999)，以科羅拉多州與猶他州為例，顯示每年至少有四萬四千人死於醫療錯誤(Linda et al., 2000)。在臺灣地區每年因醫療不良事件而死亡的人數，根據丹麥醫師會會長Dr. Jesper Poulsen在2003年2月於國內的演講中，引用各國研究的結果，推估約為六千至兩萬之間(衛生福利部病人安全資訊網，2013)。由前述之調查資料顯示「病人安全」已成為世界各國必須重視與面對之議題。

依據美國健康照護研究與品質管理局(Agency for Healthcare

Research and Quality, AHRQ)之建議「要提升病人安全必須確保醫療照護過程不會發生任何意外或可預防性之傷害(AHRQ, 2007)。AHRQ所指之「醫療照護過程」是指「醫療服務價值鏈」，以心肌梗塞病人之診療價值鏈為例，若病人由急診進入開始接受檢傷分類、緊急處理、心臟專科醫師會診、接受各種檢驗與心導管檢查、並依病情需要轉至開刀房或心臟內科加護病房與心肺復健等部門，要完成這些服務需要各種不同專業之醫師、護理、醫技與行政管理、醫工、資訊等人員之順暢溝通及共同合作，若因團隊溝通與合作機制不良極易影響病人之安全(Godfrey and Gerard, 2009)。美國另兩位學者羅伯‧柯普朗(Kaplan RS)與麥可‧波特(Porter ME, 2011)針對膝關節置換術之醫療價值鏈進行分析，亦發現要提升醫療服務價值鏈之成效(品質與成本)需仰賴各種不同專長專業人員間之溝通與合作。

　　國內近年來發生之典型之醫護人員溝通不良與未遵循標準作業程序而造成病人安全案例為發生於2011年8月23日之北部某醫學中心進行器官移植時，將患有愛滋病之器官誤植至受贈病人身上事件，因檢驗師告知協調師驗出HIV感染reactive(陽性)；而當時正趕往臺東馬偕進行另一位捐贈者相關事宜的協調師卻誤將reactive聽為non-reactive(陰性)，至26日回到醫院看到報告才發現事態嚴重(醫訊，2011)。

　　由前述之案例顯示病人安全涉及之層面極為廣泛，我國衛生福利部(前為衛生署)參考美國評鑑聯合會JCAHO制訂國際病人安

全目標(National Patient Safety Goal)之作法制訂我國病人安全十大目標，包括用藥安全、落實感染管制、提升手術安全、預防病人跌倒及降低傷害程度、鼓勵異常事件通報、提升醫療照護人員間溝通的有效性、鼓勵病人及其家屬參與病人安全工作、提升管路安全、加強醫院火災預防與應變、加強住院病人自殺防治等(衛生福利部病人安全資訊網，2013)。

在上述目標中除了「加強醫院火災預防與應變」外，其餘之目標皆可藉由醫療資訊技術之協助提升病人安全(IOM, 2012)。以「用藥安全」及「提升醫療照護人員間溝通的有效性」為例，Bates et al.(1998)研究發現導入電腦化醫師醫令輸入系統(CPOE)可降低嚴重之用藥錯誤達55%，其主要原因為CPOE可改善人員溝通、容易取得資訊、具有防止使用錯誤之藥品、劑量與頻率並協助監測等。

根據前述可知要落實病人安全必須先了解病人安全之定義與內涵後，才能針對各項病人安全議題建立具體目標與執行策略，因本書之主要目的為探討醫療資訊技術對於病人安全之影響，故本文將涉及前述兩項議題納入討論之重點。

病人安全之定義與內涵

美國國家醫學研究院(Institute of Medicine, IOM)將品質之定義為「以現在之專業知識對於個人與群體所提供之健康照護所能

達到預期健康結果之程度 」(Lohr, 1990)。以在加護病房(ICU)住院病人植入中心導管造成之相關血流感染(Central Line-associated Bloodstream Infections, CLABSI)為例,依據學者在1994年研究統計發現,在美國之加護病房住院病人每年因植入中心導管造成CLABSI而死亡之病人達兩萬人(Pitted, Tarara, Wenzel, 1994)。CLABSI在當時之醫療專業知識水準將其視為不能預防之不良事件(Non-preventable adverse events),但由Berenholtz et al.(2004)提出使用六項查核清單以預防加護病房病人發生CLABSI後,依據其調查發現約翰霍普金斯醫院(Johns Hopkins Hospital)在導入安全操作程序後,其CLABSI之發生率已降為零。因此CLABSI在加護病房之發生由不能預防之不良事件轉變為可預防之不良事件(preventable adverse events)。援此,根據IOM對醫療品質之定義,我們可藉由對加護病房之住院病人接受中心導管植入之預期品質為「以現在之專業知識對於加護病房住院病人植入中心導管不應發生CLABSI」。

　　美國健康照護改善研究院(Institute for Healthcare Improvement, IHI)對於不良事件或傷害之定義為「在醫療照護過程中非蓄意對病人造成身體傷害,包括未對病人提供應給予之醫療處置(Omission)或給予錯誤之診療處置(Commission)而導致需額外之監控、治療、住院或因而導致死亡」(http://www.IHI.org)。因此有學者提出五項負向指標衡量醫療品質5Ds,包括疾病(Disease)、死亡(Death)、失能(Disability)、不舒服(Discomfort)、不

滿意(Dissatisfaction)(Lohr, 1988)。Shojania et al.(2001)亦建議應參考Donabedian(1988)之品質分類架構「根據結構、過程、結果之績效指標衡量醫療品質」。由於醫療品質之定義未標準化，美國IOM認為21世紀之醫療品質應著重於其概念釐清而非只是建立衡量指標，因此醫療品質範疇應包括下列六大要素：安全、有效、以病人為中心、及時、效率、平等對待等，其中「安全」被視為醫療品質之基石(IOM, 2001)。

　　在IOM所定義之醫療品質六大要素中，根據美國非營利組織URAC(Utilization Review Accreditation Commission)在2005年調查所得到之結論為：醫療計劃管理者認為在下列三個面向(利用率管理、病例管理與疾病管理)中皆以「有效與安全」為其優先目標，並認為運用科技、績效管理、實證醫學與配合其他獎勵措施可有效改善醫療品質。以Porter(2010)在其對於「醫療價值是什麼？」一文所舉之膝關節置換術為例，其最優先目標為可存活(有效)與膝關節之功能恢復與疼痛感降低程度(有效)、其次為避免或降低因接受治療可能發生之副作用如併發症、感染(安全)。另有美國UCLA醫療體系之醫療長羅森塔則認為影響UCLA品牌信譽的兩項重要因素為「有效」與「及時」(Michelli, 2011)，其主要考量為有效之治療應及時提供給病人，否則可能延誤治療時機而造成病人傷害或死亡，如心肌梗塞病人到院後未及時給予乙型阻斷劑(beta-blockers)。URAC(2005)針對PPOs(Preferred Provider Organizations)之焦點團體所做調查結論則認為「及時」雖然是

很重要之品質目標，但它只是「有效」之重要因素之一。美國另一學者Godfrey(2011)在其藉由「建立臨床微系統以提升新生兒加護病房之照護品質」文章中將「及時」與「安全」視為達到「有效」、「效率」、「以病人為中心」之必要關鍵流程指標。

由前文所述可知「病人安全」是醫療品質之最基本要求，IOM對於病人安全之定義為「預防病人受到傷害」(IOM,1999)，其定義旨在強調下列三個重點：(一)預防發生錯誤(二)若不幸發生錯誤，應從所發生之錯誤中學習(三)建立安全之文化，包括醫療專業人員、提供健康照護服務之機構與接受照護之病人(Aspden et al., 2004; Clancy, Farquhar, Sharp, 2005)。

提升病人安全之策略

就病人安全管理實務角度而言，可將病人安全定義為「減少病人接受診療服務過程中發生副作用之風險」(Shojania et al., 2001)，但並不完整，因其需要更多之研究證據以支持提升病人安全之具體作法，典型之實例如下：

❶對於可能發生靜脈血栓之高危險病人使用預防性處置預防發生靜脈血栓。

❷對適當之病人手術期間使用乙型阻斷劑(perioperative beta-blocker) 以降低手術期間(perioperative)罹病率與死亡率。

❸使用大量之無菌措施以防止置放中心靜脈導管時造成感染。

❹使用預防性抗生素以預防手術後病人發生感染。

❺使用壓力釋放材質之床墊以預防壓瘡。

❻使用超音波導引裝置以避免置放中心導管時發生併發症。

❼請門診病人自己使用Warfarin以達到抗凝血之功能以防止併發症。

　　目前常用之病人安全實務如使用模擬器、條碼系統、電腦化醫師醫令輸入系統(CPOE)與團隊資源管理(Crew Resource Management, CRM)等亦被認為是提升病人安全之有效策略。美國學者認為在過去之護理照護品質對於病人安全之影響常以較狹窄之觀點評估，如以用藥錯誤或病人跌倒之件數衡量，目前傾向以較宏觀之角度觀之，即將護理照護視為跨專業之整合，並主動攔截其他專業人員疏忽可能造成病人之傷害，使其由嚴重病人安全事件轉成為跡近錯失事件，因而降低併發症與死亡率(Tourangeau, Cranley, Jeffs, 2006)。依據蘭德公司對於DRG病人之研究，在調整疾病嚴重度與死亡率因素後，發現較高之護理照護警覺性能有效的提高醫師與護理人員在診療照護流程之成效(Kahn et al., 1990; Rubenstein et al., 1992)。AHRQ在病人安全網(PSNet)更將護理人員視為扮演跨專業人員間溝通之重要角色，藉由護理人員強化跨專業人員間之溝通可有效中斷錯誤鏈(Error chain)。依據AHRQ之分析，造成錯誤之原因可歸納為下列五種(AHRQ PSNet, 2007)：

❶未有效遵循標準作業程序

❷不佳的領導統御

❸溝通被中斷或缺乏團隊合作機制

❹忽略個人皆有可能發生錯誤

❺缺乏達成目標之方法

　　Gittell(2009)曾藉由本人就醫之實際經驗進行醫院之團隊合作研究，以髖關節置換為例，其獲得之結論如下：當關聯式協調(共同目標、相互尊重與溝通頻率)增加一倍時，可大幅提高品質績效(病患滿意度、免於疼痛、靈活度)、效率績效(減少住院日數)與員工之滿意度，由以上之調查與研究可知團隊合作與溝通對於提升病人安全與醫療服務品質之重要性。

　　由於影響病人安全之因素中與作業流程之管理成效有密切之關係，依據Spath(2011)之研究指出，造成流程失效之原因主要有下列七點：

❶輸入之變異(病人、醫師與流程之獨立性)

❷複雜度(步驟或介面太多，流程之成功率與其所需之步驟數成反比)

❸不一致(缺乏標準化)

❹緊密耦合(流程間不易發現彼此之錯誤)

❺人為介入(需高度仰賴人為判斷)

❻時間限制(時間緊湊導致無時間發現錯誤)

❼科層文化(科層組織造成溝通與合作隔閡)

　　為避免發生關鍵流程失效增加病人安全之風險，Spath(2011)建議針對下列可能造成病人傷害之高風險作業建立監控機制：

❶較多流程或作業才能完成之工作(如複雜手術)

❷產品名稱或外觀相似之藥品辨識(如LASA)

❸高工作負荷(如長時間之手術或一天超過12小時之持續病人)

❹員工不足時之照護(如病房之夜班護理人力)

❺較少執行之工作(如移植手術)

❻不熟悉之工作(新進人員或新的診療程序)

❼太熟悉之工作造成自滿心態(如開刀前之病人與部位辨識)

❽缺乏標準工作規範(如新發展之技術或未建立SOP)

❾更換新的設備(如更換具有清洗鏡頭之內視鏡，未變更消毒方法)

❿環境因素不佳，如燈光、噪音(如檢驗室燈光不足造成數據判讀錯誤)

　　美國UCLA醫療體系為改善醫療品質與提升管理效能，藉由精實管理專家協助描繪照護流程與價值流圖(Value Stream Map, VSM)，再請組織上下一起努力建立防錯方法，將營運標準化，並建立許多流程檢核表以確保各項標準作業能被落實執行(Michelli, 2011)，其做法與前述之建議相同。

美國學者Kohn et al.(1999)指出要有效執行災害預防必須了瞭解造成錯誤之原因，因此必須加強錯誤之管理(Error management)，根據前述學者對於因錯誤造成病人受到傷害(或死亡)之原因調查發現，主要為錯誤之系統、流程與存在於醫院之潛藏犯錯因子及無法事先發現與採取防範措施。

　　醫療錯誤可以Venn圖分類，將所有錯誤(All errors)分為未對病人造成傷害之「跡近錯失」事件(Near misses)與對病人造成之不良事件(All adverse events)，其中對病人造成之不良事件再細分為可預防(Preventable)與不可預防(Non-preventable)之不良事件，若發生可預防之不良事件，經證實為疏忽所造成(Negligent adverse events)，將會面臨嚴重之法律責任追訴。若以Donabedian所提之醫療品質衡量架構評估結構、流程與結果三者之因果關係，我們可將對病人傷害之不良事件視為「結果」，將發生錯誤之原因視為流程，以利於將醫療品質改善重點聚焦於發生錯誤之原因(Wachter, 2012)。

　　在了解人為發生錯誤之原因與分類後，必須採取有效的方法衡量與辨識衡量不良事件之發生才能及時採取預防措施以確保病人安全。根據Classen et al.(2011)之研究顯示以採用IHI(Institute for Healthcare Improvement)之GTT(Global Trigger Tool)之敏感度(94.9%)與特異性(100%)最高，其次依序為AHRQ 25項病人安全指標(敏感度為5.8%，特異性為98.5%)、自願通報之成效較差(敏感度為0%，特異性為100%)。

在此研究更發現IHI-GTT之敏感度為AHRQ之10倍。以IHI-GTT之外科及用藥觸發模組為例，當發生所監測之異常事件時立即自動觸發不良事件衡量與辨識機制以利於採取緊急處置作業降低對病人造成傷害。

外科模組：重新開刀、在恢復室(PACU)重新插管、術中或術後死亡、術後之心肌肌鈣蛋白(troponin)>1.5ng/ml。

用藥模組：PTT>100s、INR>6、BUN或Creatinine>2倍基準值、使用Narcan(Naloxone)、用藥突然終止等。

以使用Narcan(Naloxone)為例，其使用時機可能是病人使用過量之嗎啡需拮抗劑以降低其副作用，要完成上述之自動觸發機制通知醫院之主治醫師與病人安全管理部門，需要藉由醫療資訊系統建立臨床決策支援系統提供警訊通報提醒機制(Griffin and Resar, 2009)。

URAC(2005)亦針對各項醫療管理計畫提出確保病人安全之方法，包括實證醫學指引之導入、使用臨床決策支援工具、加強跨專業照護團隊之合作、加強與病人溝通、常規使用CPT與ICD9編碼以利於辨識診療作業、病人評估與病人教育等。

參考文獻與資料

- AHRQ PSNet Patient Safety Network: Error chain. http://psnet.ahrq.gov/glossary.aspx#E. Accessed October 20, 2007.

- Aspden P, Corrigan J, Wolcott J, et al., eds. Patient safety: Achieving a new standard for care. Washington, DC: National Academy Press, 2004.

- Bates DW, Leape LL, Cullen DJ, et al. Effect of computerized physician order entry and team intervention on prevention of serious medication errors. JAMA 1998; 280: 1311-1316.

- Berenholtz SM, Pronovost PJ, Lipsett PA, et al. Eliminating catheter-related blood-stream infections in the intensive care unit. Crit Care Med, 32(10), 2014-20.

- Clancy CM, Farquhar MB, Sharp BA. Patient safety in nursing practice. J Nurs Care Qual, Jul-Sep, 2005; 20(3), 193-7.

- Classen DC, Resar R, Griffin F, et al. "Global Trigger Tool" shows that adverse events in hospitals may be ten times greater than previously measured. Health Aff(Millwood), 2011; 30:581-589.

- Donabedian A. The quality of care. How can it be assessd? JAMA, 1988; 260, 1743-1748.

- Gittell JH. High performance healthcare: Using the power of Relationships to Achieve quality, efficiency and resilience. McGraw-Hill Companies, Inc. 2009.

- Godfrey Marjorie M, Gerard Sally. 1-4pm

- CNLs Leading Microsystems Improvement: The Link to Quality and Safety,

- New Orleans, Louisiana, January 29, 2009(www.clinicalmicrosystem.org).

- Griffin FA, Resar RK. IHI Global Trigger Tool for Measuring Adverse Events. Cambridge, MA: Institute for Healthcare Improvement; 2009. (Available at www.IHI.org)

- IOM. Crossing the quality chasm: A new health system for the 21 century. Washington, DC. National Academy Press, 2001.

- IOM. Health IT and patient safety: Building safer systems for better care. Washington, DC. National Academy Press, 2012, P1, 23.

- Kahn KL, Keeler EB, Sherwood MJ, et al. Comparing outcomes of care before and after implementation of the DRG-based prospective payment system. JAMA. Oct 17, 1990; 264(15):1984-8.

- Kohn LT, Corrigan JM, Donaldson MS. To error is human: Building a safer health system. Committee on Quality of Health Care in America, Institute of Medicine(IOM). National Academy Press, Washington, 1999

- Levinson DR. Adverse events in hospitals: National incidence among medicare beneficiaries. Washington, DC: US Department of Health and Human Services, Office of the Inspector General; November 2010. Report No.OEI-06-09-00090.

- Lohr KN. Outcome measurements: Concepts and questions. Inquiry 1988; 25(1), 37-70.

- Lohr KN. Committee to design a strategy for quality review and assurance in medicare, eds. Medicare: A Strategy for Quality Assurance, Vol. 1. Washington, DC: National Academy Press, 1990.

- Michelli JA. Prescription for excellence: Leadership lessons for creating a world class customer experience from UCLA Health System. The Regents of the UCLA Health System ,2011.

- O'Hagan J, MacKinnon NJ, Persaud D, and Etchegary H. Identifying risks self-reported medical errors in seven countries: Implications for canada. Healthcare Quarterly, 12(Sp), August 2009, 55-61. doi:10.12927/hcq.2009.20967

- Pittet D, Tarara D, Wenzel RP. Nosocomial bloodstream infection in critically ill patients. Excess length of stay, extra costs, and attributable mortality. JAMA1994; 271, 1598-1601.

- Porter ME. What is value in health care? N Engl J Med 2010; 363, 2477-2481. December 23, 2010.

- Rubenstein L, Chang B, Keerler E, et al. Measuring the quality of nursing surveillance activities for five diseases before and after implementation of the DRG-based prospective payment system. Paper presented at patient outcomes research: Examing the effectiveness of nursing practice, 1992; Bethesda, MD.

- Shojania KG, Duncan BW, McDonald KM, et al. Making health care safer: A critical analysis of patient safety practices. Evidence Report/Technology Assessment, No. 43. (Prepared by the University of California at San Francisco-Stanford Evidence-based Practice Center. Contract No. 290-97-0013). Rockville, MD: Agency for Healthcare Research and Quality, July 2001. AHRQ Publication No. 01-E058, Summary.

- Spath PL. Error Reduction in Health Care – A Systems Approach to Improving Patient Safety. John Wiley & Sons, 2nd ed. 2011, p202~205.

- Tourangeau AE, Cranley LA, Jeffs L. Impact of nursing on hospital patient mortality: A focused review and related policy implications. Qual Aaf Health Care, Feb 2006, 15(1), 4-8.

- URAC(2005). Translating the quality chasm aims into medical management practice: An Examination of support for and Implementation of the IOM's six aims. https://www.urac.org/savedfiles/uracqualchasmreport.pdf

- Wachter RM. Understanding Patient Safety. McGraw Hill, 2012, p208.

- Weingart SN, Wilson RM, Gibberd RW, et al. Epidemiology of medical error. BMJ, 2000, 774-777.

- 衛生福利部病人安全網，2013 (http://www.patientsafety.doh.gov.tw/big5/news/News_view.asp?id=385&cid=3&urlID=91)

- 羅伯‧柯普朗 (Kaplan RS)，麥可波特 (Porter ME)‧為醫界把脈 (How to Solve the Cost Crisis in Health Care)‧哈佛商業評論 全球繁體中文版‧September 2011.p41-54

- 醫訊 第二刊：誤植／愛滋＊來龍去脈 (2011 年 11 月 30 日)(http://ntumsa-post.blog.ntu.edu.tw/?p=339)

- 郭政皓譯‧卓越來自關懷— UCLA 醫療體系打造頂級服務的五心級處方‧麥格羅‧希爾國際教育出版，2012 年 7 月，P129,150(原著：Joseph Michelli. The Regents of the UCLA Health System,2012)

第二章

使用醫療資訊技術提升醫療品質

文 ——— **張文成**
慈濟醫療志業副執行長

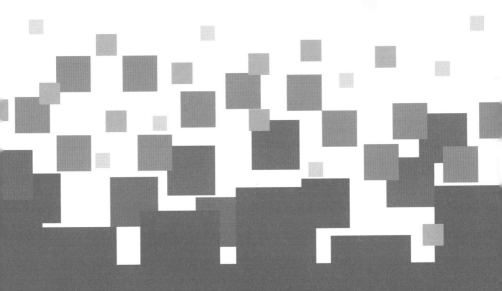

雖然在IOM(1999)已提出因醫療疏失對病人造成傷亡之事件，該項報告出版後使醫療服務提供者、政府與病人更重視病人安全之議題，但在IOM於2001年之報告「跨越品質的鴻溝」中仍顯示未有顯著的改善(IOM, 2001)。因此藉由醫療資訊科技降低醫療錯誤以改善病人安全被認為可行之策略(IOM, 2012)，故有許多學者相繼投入使用醫療資訊技術提升用藥安全之研究，其中一份報告更顯示使用電腦化之意外事件報告系統可有效降低不良用藥事件高達250%(Dixon, 2002; Joshi, Anderson, Marwaha, 2002; Atheron, 2002)。

學者Bates與Gawande(2003)認為資訊科技可藉由下列六項機制改善病人安全：

❶改善溝通；

❷讓資訊取得更便捷；

❸及時提供關鍵資訊；

❹協助計算；

❺同步監測與查核資料；

❻提供決策支援等。

以防止用藥錯誤之資訊科技為例，根據美國密西西比大學醫學中心在2005所發表之研究報告指出，使用網頁為基礎之通報系統(Web-based system)比起使用紙張之通報系統(Paper-based system)更可大幅增加用藥錯誤之報告件數，從每年平均416.3件

(1994~2000年)增加至1892件(2004年)，到2005年之前半年則高達1553件。根據該研究統計有高達86%之用藥錯誤事件被攔截，相對於使用紙張之通報系統只有18.6%被攔截，其主要原因為藥師利用該系統參與辨識錯誤之處方(Brown et al., 2005)。

　　依據前述之研究可知臨床資訊系統對於提升病人安全有顯著之成效，因此有學者在2005年使用HIMSS Analytics TM資料庫進行美國境內4000家醫院在運用HIT(Health Information Tech)改善病人安全之調查研究(Harrison and Daly, 2005)，其調查結果發現未來擬增加應用的資訊科技項目包括下列九項：

❶使用條碼改善護理作業(186%)；

❷使用條碼於病人服務(150%)；

❸使用條碼改善用藥安全(135%)；

❹電腦化醫師醫令輸入系統(CPOE, 68%)；

❺人工智慧系統(28%)；

❻電子化用藥紀錄(EMAR, 21%)；

❼無線技術(18%)；

❽自動化之藥品分裝儀器(6.8%)；

❾照護點之支援(4%)等。

　　根據Hsiao et al.(2010)之研究指出在2006中期只有28%之醫師使用EHR(Electronic Health Record)或EMR(Electronic Medical Record)，10.5%使用基礎系統，3.1%使用全功能電腦化系統，到

2010年也只分別增加至50.7%、24.9%與10.1%，由前述研究可知並非所有的醫院皆有使用電腦化之健康紀錄系統(EHR或EMR)與基本之電腦化醫療作業系統如CPOE(Computerized Provider Order Entry)，因此以網頁為基礎之醫療錯誤通報系統並未普及，依據IOM於2006年之另一份報告推估可預防性之藥物異常事件每年仍高達150萬件(IOM, 2006)。根據JCAHO(2006)之調查報告指出用藥錯誤之原因中有63%是溝通不良所造成，JCAHO在2006年1月曾發出15,000份之用藥安全警訊事件，其中有32%是可以透過好的給藥管理系統加以防止。

　　HIT對於病人照護安全之貢獻主要在於運用健康資訊技術與健康資訊之交換以改善照護流程與健康照護之結果，其範疇包括：EHRs、臨床決策系統(Clinical Decision System, CDS)、CPOE、健康資訊交換、病人參與技術等(IOM, 2012)。為有效使用新的科技提升病人安全，在2003年之IOM報告中特別強調在未來使用之新能力應考量下列五個層面：

❶團隊運作實務；

❷以事證為基礎之知識；

❸持續改善品質；

❹以病人為中心之照護；

❺資訊之應用(IOM, 2003)。

　　依據前述雖然EHR之功能會因目的不同而略有差異，但大

部分之學者普遍認為至少應包括下列四項要素(DesRoches et al., 2008)：

❶電子化文件紀錄系統：通常是醫師、護理人員與其他臨床服務者之文件紀錄；

❷電子化醫令系統：如CPOE；

❸診療結果之報告與管理系統；

❹臨床決策支援系統。

美國聯邦政府參考專家學者與醫療品質相關專業團體(如IOM與JCAHO)之意見，訂定聯邦政府對於醫院與社區醫師在運用醫療資訊系統時之補助規定，要取得聯邦政府之補助，醫療資訊系統至少須包括下列之功能(Blumenthal, 2010; Blumenthal and Tavenner, 2010)：

❶具備CPOE之功能；

❷具有監測藥物間交互作用與藥物引起過敏反應之功能；

❸具備能產生電子化醫令與傳遞被認可之醫令功能；

❹可進行隨時更新問題清單(Problem list)、用藥清單(Medication list)與過敏清單(Allergy list)；

❺可記錄圖形、生命跡象資訊、吸菸狀況；

❻至少導入一種臨床決策準則；

❼可向CMS(Center of Medical Service)或州政府通報門診病人之臨床指標；

❽可提供病人電子化之個人健康資訊，包括：診斷檢查結果、問題清單、用藥清單與用藥過敏清單；

❾提供臨床診療摘要(包括門診與住院之摘要紀錄)；

❿具有可在醫療服務提供者間或經病人授權之機構間進行關鍵臨床資訊交換之能力；

⓫具備保護電子化健康資訊(ePHI)在產生過程與運用時免於遭受破壞與不當竊取與使用之能力。

　　參考眾多學者與相關專業機構之實證研究與調查顯示，使用醫療資訊技術提升病人安全已被視為有效之策略(IOM, 2012; Watchter, 2012)，為協助讀者了解導入醫療資訊技術應具備之基本認知，本文參考相關之實證研究與調查，將資訊安全技術對於病人安全之影響分為下列三個層面進行討論：

❶電子化健康紀錄(Electronic Health Records, EHR)；

❷電腦化醫師醫令輸入系統(Computerized Provider/Physician Order Entry, CPOE)；

❸臨床決策支援系統(Clinical Decision Support Systems, CDSS)。

電子化健康紀錄 Electronic Health Records, EHR

　　醫療錯誤之造成往往與團隊間之溝通不良與資料之傳遞錯誤有關，因此IOM(2001)建議採用電腦化之醫令與決策系統以提升病人安全。Bates與Gawande(2003)亦建議運用資訊技術將醫療紀

錄電子化，一般稱為電子化醫療紀錄(Electronic Medical Records, EMR)。因EMR之定義較窄，亦被侷限於用藥、診斷紀錄及門診照護紀錄等，故HIMSS(2006)與ONC(2009)皆採取較宏觀之角度定義EHR，下列是兩者對於EHR之定義與其應包括之內涵：

❶健康照護資訊與管理系統學會(Healthcare Information and Management System Society, HIMSS)：將EHR定義為「以時間先後次序記錄各項發生於任一醫療服務地點之病人健康資訊」，病人資訊包括：影響病人健康相關資訊、問題清單、醫令、用藥、生命跡象、過去之醫療紀錄、檢驗報告、放射線報告等(HIMSS, 2006)。

❷美國衛生資訊技術協調辦公室(The Office of the National Coordinator for Health Information Technology, ONC)：將EHR定義為「可同時記錄病人健康紀錄與運用以實證為基礎之決策工具協助臨床醫師進行臨床決策」，EHR可藉由自動化與流程精簡改善臨床照護之工作流程，以確保臨床資訊能有效傳遞。EHR亦可同時收集臨床照護外之其他資料，包括帳單、品質管理、照護成果與公共衛生相關之監測資料與報告(HHS, 2004; ONC, 2009)。

　　根據前述之定義，Wachter(2012)建議使用電子化健康紀錄系統時應評估該系統是否具備下列之基本功能：

❶容易使用；

❷資料輸入與取得之速度；

❸與其他資料庫之聯結(如X光照片、心電圖等)；

❹報告系統等。

　　以資料輸入與取得之速度為例，應考量其工作介面是否與工作流程是否互相搭配，部分廠商開發自動傳輸功能之血壓計、血糖量測設備等，若配合條碼系統之使用可大幅提升資料輸入速度與提高正確性。

電腦化醫師醫令輸入系統
Computerized Provider/Physician Order Entery, CPOE

　　病人之醫令可被視為EHR之結締組織，因其整合跨部門對於病人特定之診療與處置作為，醫令之輸入者主要包括醫療照護團隊之醫師與護理人員。一個部門之醫令可能需要傳遞至另一部門，若資料錯誤可能造成病人之傷害，因此IOM(2001)建議運用資訊科技導入CPOE系統與決策支援系統以改善病人安全。IOM(2012)將CPOE定義為「可讓醫療提供者記錄、儲存、取得、與修改醫令(如處方、診斷檢查、治療或放射科與其造影之醫令)之電子化系統」。

　　IOM(2012)認為CPOE之潛在優點有下列四項：

❶大幅增加可清楚閱讀之醫令；

❷縮短開立醫令與執行之時間；

❸降低用藥錯誤之風險；

❹提高病人達成其治療目標之百分比。

但使用CPOE可能衍生之病人安全疑慮有下列四項：

❶提高因輸入錯誤造成之用藥風險(如輸入錯誤之藥品或劑量)；

❷增加開立醫令之時間而降低對病人實際照護之時間與關注程度；

❸因使用CPOE可能新增加其他錯誤機會，如提供片段與不完整之用藥資訊、醫令輸入介面僵化導致開錯醫令、藥物劑量與用藥醫令分開輸入導致藥物劑量加倍等；

❹為使用CPOE而導致工作流程中斷等。

為改善用藥之安全，使用條碼之給藥系統(Bar Code Medication Administration, BCMA)已被視為有效提升病人安全之策略(Wright and Katz, 2005)。但學者就發現若未與護理人員之照護流程及病人安全作業程序配合，如病患未正確使用有條碼之手環、護理人員無法在病床進行相關資料之確認、或護理人員未依標準作業流程同時掃描多筆用藥處方，會造成對病人之傷害(Koppel et al., 2008)。為避免使用條碼系統造成病人安全問題，學者Poon et al.(2010)研究發現將病人之用藥過程視為一封閉的系統，結合CPOE、BCMA電子化之用藥紀錄(eMAR)可降低50%之用

藥錯誤與潛在之副作用。

　　基於前述之研究結果，部分學者認為要使用CPOE全面降低用藥錯誤率，應整合下列三項功能：

❶電子化通訊與自動化之醫令介面；

❷可檢核基本醫令完整性之功能；

❸導入決策支援系統，如藥物交互作用檢核機制、藥物過敏提
　示、藥物劑量之正確性之覆核等。

　　導入CPOE在臨床流程效率影響主要為平均住院日之縮短，其原因為臨床檢驗與放射科之醫令與報告傳遞速度增加及用藥醫令與給藥間之時間縮短，使病人之平均住院日下降(Thompson et al, 2004; Cordero et al., 2004; Mekhjian et al, 2002; Ostbye et al, 1997)。

　　學者Koppel et al.(2005)認為CPOE相對於使用紙張為基礎之醫令系統具有列之優點：

❶避免手寫造成之辨識錯誤；

❷可迅速將用藥處方傳到藥局；

❸使醫令容易與醫療記錄與決策系統整合；

❹可提醒藥物之交互作用；

❺與不良反應之報告系統連結；

❻避免書寫錯誤(如劑量、藥名)；

❼可立即提供資料分析；

❽若能上網連線至相關之資料庫，可加強用藥之成本效益、避免

用藥不足或超量及減少不正確之用藥。

臨床決策支援系統<small>Clinical Decision Support Systems, CDSS</small>

臨床決策支援系統是指以電腦為基礎發展一套可兼顧彈性、易於溝通、取得病人特定資訊、提供以知識或事證為基礎之診療指引以協助臨床醫師改善診療決策之資訊系統(Turban,1995;Sim et al., 2001)。由於人工智慧(Artificial Intelligence, AI)之發展使我們自1960開始就期待有朝一日能運用電腦化之臨床決策支援系統(Clinical Decision Support Systems, CDSS) 取代人腦之決策，事實上到1980年仍無顯著之進展(Ledley, 1960)，其原因主要為影響病人照護之因素很多，不易進行精簡為結構化之系統，且病人照護上涉及許多層面，包括：品質、生命之價值判斷、經濟與心理因素之考量與社會福祉等，導致臨床決策支援系統未被廣泛應用於臨床診療(Berner, Detmer, Simborg, 2005)。

CDSS之臨床應用一直到在近20年CDSS才能快速發展並被臨床人員接受，其原因主要有下列三項：

一、由於醫療知識與科技進步，病人治療所需處理之資料龐大，導致醫療資訊系統相關之技術明顯進步，如人因溝通介面、關聯式資料庫管理、知識庫與搜尋引擎、推論引擎等，使CDSS廣泛被導入醫療照護體系(Berner & Moss, 2005)。

二、在美國由於健康照護系統成效不彰，以2007年為例，醫療

照護費用占GDP之16.3%，其他工業化國家只占8.7%，其照護品質則敬陪末座(American College of Physcians, 2008)。IOM(2001)更指出可預防性錯誤卻造成每年至少有四萬四千至九萬八千人死亡，其費用高達一百七十至兩百九十億美元。為有效提升美國醫療照護體系之照護成效，促使美國政府與民間之健康照護品質促進組織相繼採取因應措施以要求醫療體系改善醫療照護品質與病人安全。與照護品質相關之機構如美國評鑑聯合會(JCAHO)與美國國家品質保證委員會(National Committee for Quality Assurance, NCQA)分別採取因應措施以回應政府及民間相關團體之要求，相關之措施如下：

美國評鑑聯合會(JCAHO)

制定醫院營運效率、照護品質與病人安全之評鑑標準。

註：我國醫策會所公布之2013年度醫院評鑑基準及評量項目—經營管理篇條號1.5.11(條文：資訊部門配合臨床及行政部門建立完善作業系統，且院內各系統連線作業及院外聯繫系統功能良好)之A2(資訊部門應充分支援臨床及行政決策系統之需求)與A3(運用資訊系統確保病人安全及提升醫療品質(如：警訊系統或指標資料收集)評量項目亦有類似之規範)。

美國國家品質保證委員會(NCQA)

藉由其每年所公布之HEDIS資料庫 (The Healthcare

Effectiveness Data and Information Set)衡量病人照護品質。

Leapfrog 聯盟(創立於1998年之美國受僱者聯盟組織)

將醫院是否有使用CPOE與CDSS提供藥物交互作用、藥物過敏、藥物超量等納入評比以提供受僱者在購買醫療保險之參考。

健康照護資訊技術認證委員會(Certification Commission for Health Information Technology, CCHIT)

制定CDSS所需之資料規範並將CDSS納入臨床資訊技術認證之範圍(Zheng, 2010)。

三、由於企業層級資料庫管理系統(DBMS)、ICD-9-CM(疾病分類編碼)、CPT4(診療處置分類編碼)、HL7(國際間健康資料交換規範)、SNOMED-CT(Systematized Nomenclature of Medicine-Clinical Terms)、MLMs(醫療邏輯模組)之發展與應用，使CDSS廣泛被應用於協助臨床人員進行疾病診療。

常用之臨床決策支援系統依任職於美國榮民醫療系統之醫療資訊專家Tirmizi S醫師之建議可分為下列五種：

提供查核表

如對於中心靜脈導管引起之血流感染之預防提供5項由Johns Hopkins所發展之查核清單，如：正確之手部衛生、使用chlorhexidine進行皮膚消毒、仕植入過程使

用全屏障(full-barrier)之預防措施(採用無菌操作技術，如口罩、無菌手套與外袍、無菌之大型鋪墊置放導入器材等)、避免使用股靜脈、拔除不必要之導管(http://www.ahrq.gov/professionals/education/curriculum-tools/ clabsitools/clabsitoolsap3.html, Accessed July 28, 2013)。

提醒與警訊

以糖尿病及急性心肌梗塞為例：(1)對於糖尿病病人提供醫師須執行之醫令：如足部照護、足部檢查、眼底檢查、糖化血色素(HbA1c)及血脂之檢驗。(2)參考JCAHO所公布之10項當責性衡量指標(Accountability measures)中之急性心肌梗塞為例，其診療所建議之醫令如下：

· 到急診室給予阿斯匹林(Aspirin at arrival)

· 出院時使用阿斯匹林(Aspirin at discharge)

· 出院時給予ACE inhibitor or ARB at discharge

· 出院時給予乙型阻斷劑(Beta-blockers at discharge)

· 到急診室30分鐘內給予溶栓治療(Fibrinolytic therapy within 30 minutes)

· 到急診室90分鐘內給予冠狀動脈血管氣球擴張 (Primary PCI balloon therapy within 90 minutes) (http://www.jointcommission.org/assets/1/18/Accountability_measures_10_09.pdf)

內建預設醫令集:

如對於高血壓住院病人建立血壓控制醫令集、糖尿病病人建立血糖控制醫令集、對門診病人建立預防注射、癌症篩檢、慢性病管理計畫醫令集(如糖尿病人之常規眼睛與足部檢查、HbA1C與血脂檢驗)。

提供在照護點(如床邊)所需之資訊

如查詢造成繼發性腎臟疾病之原因(DAVID:糖尿病(Diabetes)、類澱粉沉積症(Amyloidosis)、血管炎(Vascilitis)、感染(Infections)、藥物(Drugs)、查詢藥物過敏史等。

協助鑑別診斷

如急性心肌梗塞(AMI)與中風(Stroke)之鑑別診斷。

雖然可使用CDSS軟體(如DxPlain或Isabel)協助醫師進行鑑別診斷,但根據Hunt et al.(1998)之研究顯示CDSS對於預防性照護成效最佳,對於臨床之診斷貢獻最少。

典型之臨床決策支援系統如藥物交互作用、用藥過敏之提醒已如前述,根據學者之看法若要提升CDSS之成效,應在設計CPOE時儘量採用結構化之輸入方式或結合非結構化之格式以兼顧輸入之方便性與與符合CDSS之需求(Wachter, 2012)。依據學者之看法,負向提醒之功能比預應式之診斷型系統(如針對糖尿病病人應開立HbA1c之檢查)更具成效(Garg et al., 2005)。

使用CDSS之另一項優點為可提高以事證為基礎診療指引之遵行率以改善醫療品質(Bates et al., 2003)，根據McGlynn et al.(2003)等學者以電話訪問住在美國之成年人關於其診療過程是否接受到應給予之診療處置，針對使用439項品管指標衡量30種急性與慢性疾病，發現只有54.9%之病人有接受應給予之診療處置。若CDSS能與相關之資料庫連結，使臨床醫師容易取得以事證為基礎相關之治療指引，應可提高以事證為基礎診療指引之遵行率，有學者針對高血壓之診療遵循率所作之調查研究發現使用ATHENA DSS系統可提升高血壓診療指引之遵從率(Steinman et al., 2004; Goldstein and Hoffman, 2003)。

雖然CDSS可協助臨床醫師改善診療品質，但Zheng et al.(2005)等學者認為尚有下列問題須克服：

❶同一問題重複出現，如血壓超過警戒值，部分學者更發現，運用CDSS進行危急事件通報時，常因太多不必要之資訊傳送給醫師造成警訊疲乏(Alert fatigue)之副作用，反而使醫師忽略關鍵之警訊影響病人安全(Kuperman et al., 2007)。

❷因未與EHR及CPOE完全整合，需重複輸入與病人相關資料，如各項診斷檢查資料、旅遊史、過敏史等，影響醫師之接受度。

❸因未與醫師之工作流程配合，造成醫師必須中斷原來之工作，影響診療作業效率。

❹使用CDSS時須面對電腦而影響與病人之溝通。

參考文獻與資料

- American College of Physicians. Achieving a high-performance health care system with universal access: What the United States can learn from other countries. Ann. Intern. Med. 2008, 148, 55-75.

- Atheron T. Description and outcomes of the doctor quality incident reporting system used at Baylor Medical Center at Grapevine. Baylor University Medical Center Proceedings. 2002, 15, 203-8.

- Bates DW, Gawande AA. Improving safety with information technology. N Engl J Med, 2003; 348, 2526-2534.

- Bates, DW.(2007). Preventing medication errors: A summary. American Journal of Health Systems Pharmacy, 64(14), 24-26.

- Berner ES, Detmer DE, Simborg D. Will the wave finally break? A brief view of the adoption of electronic medical records in the United States. J Am Med Inform Assoc. 2005, 12 (1), 3-7.

- Berner ES, Moss J. Informatics challenges for the impending patient information explosion. J Am Med Inform Assoc. 2005, 12(6), 614-617.

- Blumenthal D. Launching HITECH. N Engl J Med 2010; 362: 382-385.

- Blumenthal D, Tavenner M. The "meaningful use" regulations for electronic health records. N Engl J Med 2010; 363, 501-504.

- Brown CA, Bailey JH, Miller Davis ME, et al. Improving Patient Safety through Information Technology. Perspect Health Inf Manag. 2005; 2: 5. Published online 2005 September 27.

- DesRoches CM, Campbell EG, Rao SR, Donelan K, Ferris TG, Jha A, ··· Blumenthal D. Electronic health records in ambulatory care - A national survey of physicians. New England Journal of Medicine, 2008, 359(1), 50-60.

- Dixon JF. Going paperless with custom-built web-based patient occurrence reporting. Joint Commission Journal on Quality Improvement. 2002; 28(7): 387-95.

- Garg AX, Adhikari NK, McDonald H, RosasArellano MP, et al. Effects of computerized clinical decision support system on practitioner performance and patient outcomes: A systemic review. JAMA 2005, 293(10), 1223-1238.

- Goldstein MK and Hoffman BB. Graphical displays to improve guideline-based therapy of hypertension. Hypertension Primer. J. L. Izzo, Jr and H. R. Black. Baltimore, Williams & Wilkins, 2003.

- Harrison JP, Daly MA. Leveraging health information technology to improve patient safety. Public Administration & Management, 2003, Volume 13, Number 3, 218-237.

- Healthcare Information and Management System Society. HIMSS EHIRV: A definitional model and application process.2006. [Accessed September 22, 2006]. Available at http://www.himssehrva.org/docs/EHRVA application.pdf

- HHS (US Department of Health and Human Services), 2004. Health IT strategic framework: Glossary of selected terms (accessed May 9, 2011)

- Hsiao CJ, Hing E, Socey TC, & Cai B. 2010. Electronic medical record/electronic health record systems of office-based physiciains: United States, 2009, and preliminary 2010 state estimates. Atlanta, GA: CDC.

- IOM. Fostering rapid advances in health care: Learning from system demonstrations. Washington, DC. National Academy Press, 2003.

- IOM. Preventing medication errors: Quality chasm series. Washington, DC. National Academy Press, 2006.

- JCAHO Online, retrieved on Jan 27, 2006 from http://www.jcaho.org./about+us/news+letters/sentinel+event+alert

•Joshi MS, Anderson JF, Marwaha S. A systems approach to improving error reporting. Journal of Healthcare Information Management. 2002; 16(1), 40-45.

•Koppel R, Metlay JP, Cohen A, et al. Role of Computerized Physician order entry system in facilitating medication errors. JAMA 2005, 293, 1197-1203.

•Koppel R, Wetterneck T, Telles JL, et al. Workarounds to barcode medication administration system: Their occurances, causes, and threats to patient safety. J Am Med Inform Assoc 2008, 15, 408-423.

•Kuperman GJ, Bobb A, Payne TH, et al. Medication-related clinical decision support in computerized provider order entry systems: A review. J Am Med Inform Assoc 2007, 149, 29-40.

•Ledley LLB. Computers in medical data processing. Oper. Res. 1960, 8(3), 299-310.

•Mekhjian HS, Kumar RR, Kuehn L, et al. Immediate benefits realized following implementation of physician order entry at an academic medical center. J Am Med Inform Assoc. 2002, 9, 529-39.

•McGlynn EA, Asch SM, Adams J, et al. The Quality of health care delivered to adults in the United States. N Engl J Med 2003, 348, 2635-2645.

•Nelson EC, Batalden PB, Huber TP, Mohr, JJ, Godfrey MM, Headrick, LA, Wasson, JH. Microsystems in Health Care: Part 1. Learning from High-Performing Front-line Clinical Units. The Joint Commission Journal on Quality Improvement. 2002, 28(9), 472-493,

•ONC(The Office of the National Coordinator for Health Information Technlogy). 2009. Health IT terms: Glossary of selected terms related to Health IT.

•Ostbye T, Moen A, Erikssen G, et al. Introducing a module for laboratory test order entry and reporting of results at a hospital ward: An evaluation study using a multi-method approach. J Med Syst. 1997, 21(2), 107-17.

•Poon EG, Keohane CA, Yoon CS, et al. Effect of bar-code technology on the safety of medication administration. N Eng J Med 2010, 362, 1698-1707.

•Steinman MA, Fischer MA, Shlipak MG, Bosworth HB, Oddone EZ, Hoffman BB & Goldstein MK. Are clinicians aware of their adherence to hypertension guidelines? Amer J Medicine. 2004, 117, 747-54.

•Sim I, Gorman G, Greenes RA, Haynes RB, Kaplan B, Harold Lehmann H, Tang PC. Clinical decision support systems for the practice of evidence-based medicine. Am Med Inform Assoc. 2001, Nov-Dec, 8(6), 527–534.

•Thompson W, Dodek PM, Norena M, et al. Computerized physician order entry of diagnostic tests in an intensive care unit is associated with improved timeliness of service. Crit Care Med. 2004, 32, 1306-9.

•Tirmizi S. Clinical Decision Support Systems - enabler of better, safer and efficient care (gunston.gmu.edu/healthscience/740/.../CDSS.ppt)

•Turban E. Decision Support and Expert Systems: Management Support Systems, 4th Ed. Prentice-Hall: Upper Saddle River, NJ, 1995.

•Wright AA, Katz IT. Bar coding for patient safety. N Engl J Med 2005, 454, 329-331.

•Zheng K. Encyclopedia of library and Information Sciences. Third Edition. doi:10.1081/E-ELIS3-120044944.

•Zheng K, Padman R, Johnson MP, Diamond HS. Understanding technology adoption in clinical care: Clinician adoption behavior of a point-of-care reminder system. Int J Med Inform. 2005, 74(7-8), 535-543.

•高貝玲譯 (原著 Gitell JH)：打造高績效健康照護組織。臺北，麥格羅 ‧ 西爾公司，2008；271.

第三章

整合性管理制度提升醫療品質

文 ——— **李明峰**
慈濟醫療志業執行長辦公室

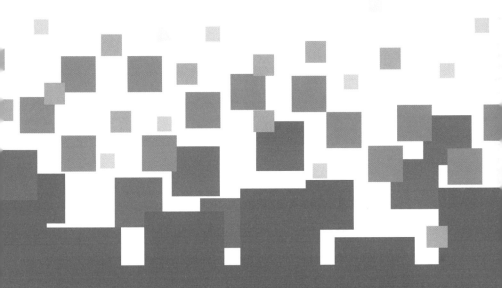

■ 緣起

　　慈濟醫療志業自1986年花蓮慈濟醫院啟業起，各院設立時間與地點雖有不同，但皆以「守護生命、守護健康、守護愛」為宗旨，尊重生命與人本醫療之核心價值。

　　慈濟醫療志業在規模逐漸擴大後亦面臨如德國著名社會學家馬克斯・韋伯提出之科層組織所衍生問題，如形成官僚文化造成制度僵化、流程缺乏彈性等(Wolfgang, 1992)。此外，由於組織規模不斷擴大衍生人才嚴重不足，須不斷自其他醫療體系引進人才，使員工間不易校準於共同願景與目標，因此造成院內各項作業無法整合至一個系統(如品管作業與成本管理作業)、醫院各部門與流程間產生縫隙(如急診部門之病人住院與各病房出院準備作業之協調)與院際間之整合問題(如院際間人員調任、支援與升遷制度、門住診之資訊系統發展等)。

　　美國學者Latham(2008)認為組織要達到卓越之績效，必須使卓越之執行力與策略領導間進行校準才能藉由兩者之整合產生卓越之綜效。我國著名學者司徒達賢(2005)亦指出管理工作之重點是透過決策機制將目標、資訊、決策、流程、知能與資源整合以達成組織使命與創造生存空間。

　　慈濟醫療志業與國內其他醫療機構皆面臨下列之多重挑戰，如健保財務緊縮、急重症醫護人力不足、醫療成本增加、醫院評鑑制度變革、醫病關係緊張與社會大眾對於醫院必須提供高

醫療品質之殷切要求等,如何兼顧醫療品質與確保組織永續經營所需之財務資源,已成為各醫院領導者所必須面臨之重要挑戰。慈濟醫療志業由執行辦公室組成專案團隊,參考Grizzell & Blazey(2007)與Process Strategy Group(2001)所提出之整合性管理架構,建構慈濟醫療志業整合性管理系統(Tzu Chi - Integrated Management System, Tzu Chi-IMS)(圖3-1)。

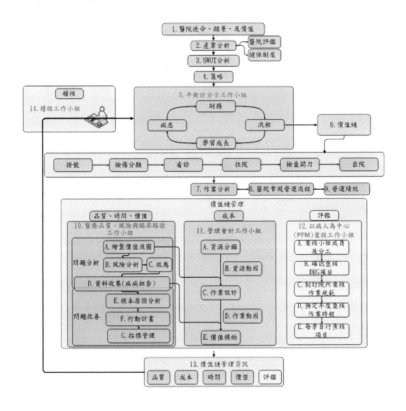

圖3-1 慈濟醫療志業整合性管理系統

慈濟醫療志業整合性管理系統(Tzu Chi - Integrated Management System, Tzu Chi-IMS) 必須能達成下列三項目標：

(一)因應未來新制醫院評鑑對於尊重病人權利、確保病人安全與提升醫療品質之需求，必須提升以病人為中心之照護流程管理能力。

(二)因應逐步擴大之管理式健保支付制度(如診斷關聯群DRG)之實施，必須提升各院疾病診療與資源耗用之管理能力。

(三)建立各院總體績效指標(財務與非財務指標)之比較平臺，協助各院藉由標竿管理持續提升總體績效。

以急重症價值鏈為例，是以分析急重症服務流程為核心，整合該服務流程之品質、成本、時間與價值之資訊，以達成醫療志業之使命(圖3-2)。

慈濟整合性管理系統簡介

Tzu Chi-IMS之整合機制可分為下列四個步驟：

(一)藉由精實醫療管理工具─價值流圖(Value Stream Map, VSM)之繪製，分析各項醫療作業是否具有附加價值及是否具有關鍵風險存在。

(二)藉由醫療失效模式與效應分析(Healthcare Failure Mode and

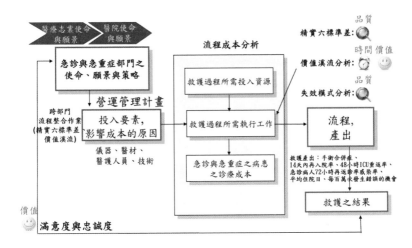

圖3-2 慈濟醫療志業整合性管理系統架構-以急重症價值鏈為例

Effective Analysis, HFMEA)確認所面臨之風險與應採取之預防
對策。

(三)透過作業基礎成本制分析(Activity Based Costing，ABC)各
項醫療作業之資源動因與作業動因，計算相關之作業成本
(ABC)，並根據醫療價值鏈之產出(如服務量、平均住院日)與診
療成效(如14天再入院率、膝關節置換後之膝關節可彎曲程度)
分析成本行為(Cost Behavior)之合理性，若不合理則藉由成本
追溯(Cost Tracing)機制改善相關之流程品質與成本 (Activity-
Based Management, ABM)。

(四)使用平衡計分卡(Balanced Scorecard, BSC)衡量醫療價值鏈在

財務(如每項DRG之成本與利潤)與非財務(如感染率、預防性抗生素在劃刀前60分鐘給予之比率、乳癌之5年存活率等)之績效,並將品質、成本、風險與價值之績效指標整合至一個平臺系統,使各醫院能分析各項指標間之因果關係,加強高風險作業之管理與降低醫療失誤之成本(如預防性抗生素在劃刀前60分鐘給予之比率若偏低將會增加病人在開刀後24小時被感染之風險,導致增加住院期間之照護成本)。

本文因受限於篇幅,無法針對各項管理工具逐一深入探討,為使讀者了解整合機制之運作原理,僅就其核心理念擇要說明如下:

平衡計分卡

藉由平衡計分卡之導入可將組織的使命、願景與策略具體轉化為財務、顧客、內部流程、學習與成長等四個構面之策略目標,協助醫院「聚焦」(focus)於達成願景與使命之關鍵策略議題上,並將其轉化為員工每日之工作,使組織之策略能被具體執行,以創造競爭優勢(Kaplan&Norton,1993)。依據美國SMDC保險集團之建議(Barbara, 2005),醫療機構之顧客構面目標可將美國IOM之醫療品質六大要素「安全、有效、以病人為中心、及時、效率與平等」納入,慈濟醫療志業之策略圖即依前述建議建構。

價值流圖(Value Stream Map, VSM)

繪製價值流圖的目的是為了辨識和減少製造過程中的浪費，藉由對於供應鏈或為提供核心顧客所需之特定產品及／或服務所需的所有加值型(value-added)及非加值型(non value-added)作業進行分析以確認是否有非加值型(non value-added)作業導致之浪費存在(McDonald et al., 2002)。以門診醫療服務流程為例，等候門診與批價掛號之時間被視為浪費之非加值型(non value-added)作業，在診間接受醫師診療則被視為加值型 (value-added)之作業。

透過工作小組成員在完成「當前狀態」之現況價值流圖後，便以七大浪費為根基(大野耐一，1985)，簡列如下：

❶等待的浪費：病人等待診斷和治療

❷搬運的浪費：不需要的病人或設備的移動

❸不良品的浪費：不良醫材造成錯誤

❹動作的浪費：不需要的員工或資訊的流動

❺加工的浪費：不必要的檢測

❻庫存的浪費：處理過期的藥品之庫存與供給

❼製造過多(早)的浪費

而「未來狀態」之價值流圖則是描繪改善後的狀態，以方便聚焦整個價值流的改善活動。

醫療失效模式與效應分析(HFMEA)

　　HFMEA 係一種預應式的風險管理辦法，注重醫療失效模式之效應分析，並發展計算發生機會與衝擊之嚴重度組合的嚴重度矩陣，以找出風險最高的部份加以改進(NCPS, 2001)，美國醫院聯合評鑑聯合會(JCAHO)之評鑑基準要求醫院必須每年至少有一項進行中的預應式計劃，用來辨認影響病人安全的風險因子以研擬改善對策減少醫療錯誤，其目的就是希望透過預應式的風險管理減少病人之傷害。

作業基礎成本管理
Activity Base Costing/Management, ABC/M

　　傳統成本會計之成本分攤之方式，是依據數量分攤成本(如以員工數分攤人事部門之成本)，而不是以資源耗用之多寡(如招聘作業或教育訓練作業之頻率)做為成本分攤之基礎，因其使用傳統之會計科目(如人事成本)累積成本，故未使用以作業為基礎(ABC)收集成本，因此無法計算出正確與合理之醫療成本。

　　作業基礎成本制中的「作業」是指醫院為提供服務所須執行之工作(如入院評估)，為完成該項作業所耗用之成本需透過作業動因之收集(如完成入院評估人次所需之時間)。至於入院評估作業所需之資源 (包括護理師之薪資、醫材、藥品、空間及其他間接成本)必須透過作業對各項資源之耗用分析(資源動因量)加以歸納與累積，此過程將傳統會計是以會計科目為收集成本之中心轉換

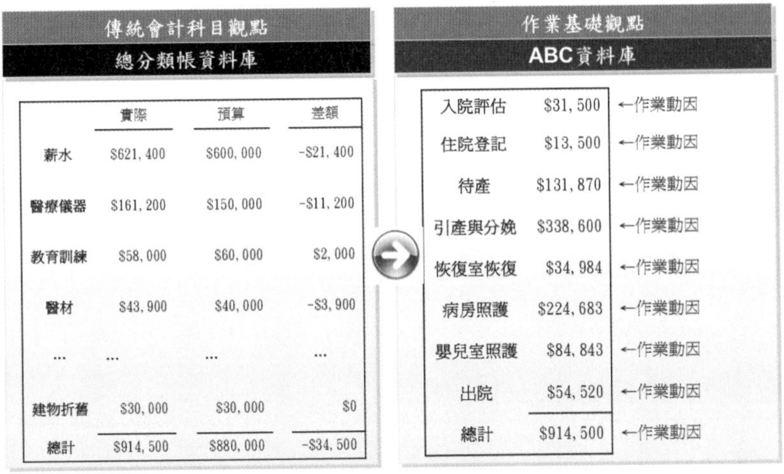

傳統會計科目觀點

總分類帳資料庫

	實際	預算	差額
薪水	$621, 400	$600, 000	-$21, 400
醫療儀器	$161, 200	$150, 000	-$11, 200
教育訓練	$58, 000	$60, 000	$2, 000
醫材	$43, 900	$40, 000	-$3, 900
…	…	…	…
建物折舊	$30, 000	$30, 000	$0
總計	$914, 500	$880, 000	-$34, 500

作業基礎觀點

ABC資料庫

入院評估	$31, 500	←作業動因
住院登記	$13, 500	←作業動因
待產	$131, 870	←作業動因
引產與分娩	$338, 600	←作業動因
恢復室恢復	$34, 984	←作業動因
病房照護	$224, 683	←作業動因
嬰兒室照護	$84, 843	←作業動因
出院	$54, 520	←作業動因
總計	$914, 500	←作業動因

圖3-3 傳統成本會計與作業基礎成本制之成本分攤比較

為以作業為基礎之計算程序(Gary, 2008)(圖3-3)。作業基礎成本制的基本理念是：「醫療服務(價值標的)導致作業需求，作業導致成本發生，因此作業是成本管理的重點」。

資訊管理工具

執行專案所有的過程、成果與產出的溝通與布達，都需要資訊投入，如果專案過程所需填寫的工作表都需手工執行(如需要建置工作字典與模版之系統)、臨床路徑之變異原因(需要臨床路徑與變異分析與管理系統)與指標的收集是人工作業(需要指

標系統)、管理會計之成本計算是使用試算表(需要管理會計之計算與分析系統)、指標的發布是人工使用郵件寄送(需要指標系統)……，這些繁複的行政工作將會造成專案執行效率降低，更何況整合型專案的資訊量與牽涉的單位，更是不易計數，所以透過資訊整合資料庫、介接醫療資訊系統與行政管理系統(圖3-4)，有其必要性，若是沒有資訊的投入，專案不可能成功。

臨床路徑之變異分析與管理系統

主要功能：透過工作分析表收集院區別、功能(Function)、流

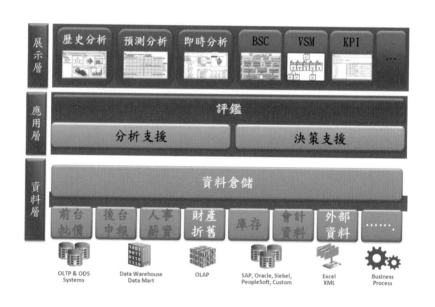

圖3-4 慈濟醫療志業整合型管理資訊系統示意圖

程(Process)、作業(Activity)、任務(Task)、投入人力、作業動因，分析各個作業之風險分析與相對應之過程面與結果面之指標，定義每個階段應有的檢查、處置、藥物、飲食，並針對費用超出定額、費用低於下限與超出平均住院天數的個案進行變異原因之分析與收集。

管理會計作業系統

主要功能：透過承接醫療品質、風險與臨床路徑工作小組之工作分析表譯表為管理會計可以計算之欄位，系統自動收集資源動因與作業動因計算價值標的，在電腦自動運算產生常規性報表，並可因應管理需求快速完成客製化報表，取代以往全人工分析流程，簡化人工繁複的計算過程，並透過資訊系統展示計算之成果，讓四院容易比較，若發現結構與其它院區不同，也容易下鑽至動因與作業所發生問題。

指標系統

主要功能：為解決指標相關資料零散儲存於不同資料庫，造成收集困難，且無系統化擷取工具導致重工與整合之困難，無法滿足醫院評鑑、平衡計分卡衡量、TCPI之管理需求，所以必須建立新的指標系統，除了可以自動收集作業動因外，並提供使用者可以重複應用已收集之基本資料，建立自己的應用資料市集(Data Mart)，並增加含指標發布系統之會議功能，單位或是委員會可自

行檢視指標，並針對問題可以下鑽至細部資料並標示對策功能並將結果同步顯示於圖型上。

工作字典

主要功能：結合品質(風險、指標)與財務(投入人力、資源)所需收集之欄位，建立共同性的元素，避免基本作業分析時之差異，透過分析過之作業(如入院前評估作業、病房作業、入院評估作業、出院作業……等)，未來將可以點選即可複製共用，避免重工，甚至於已完成內科之病房照護作業，若要分析外科之病房照護作業時，可複製修訂原有之內科病房照護作業模版即可。

執行步驟：

❶測試作業模版與工作列表

❷主負責院區建置作業模版定義

❸各院複製其他院區模版，並可做院內版修改

❹各院區使用作業模版建置新的工作列表

❺院區間之工作列表比較與彙整

■ 經驗與學習

需要高層之支持與投入

專案進行過程投入大量人力與物力資源，並且找出系統、組織或流程需要調整的改善機會點，這都需要強而有力的高階主管

參與與投入，才能有效的調動資源與檢討，況且此專案最終目的為改善組織文化與培育人才，效果需要長時間的檢視與投入，這也是與一般管理專案使用單一管理工具時較重視短期成效有所不同，醫院與高層都需要耐心的支持與投入，當然過程中專案主管也需考量此狀況，在專案期各階段也應將短期成果與效益納入考量，並與各階主管保持密切之溝通。

需要臨床專業人員之投入

此專案之整合單位須包括行政與臨床專業部門，因為真正能改善醫療服務成本與品質的是有權決定臨床決策之第一線臨床專業人員，管理會計有一句名言「要有效降低成本，必須在對的時間將成本資訊及時回饋給有權決定成本耗用的人」，因此在執行專案之過程須要有臨床人員之投入，才不會造成資源耗用與實際衡量之落差，故執行專案之行政人員必需建立作業動因收集系統，將正確且有用的資訊即時回饋給臨床人員，讓他們能兼顧品質與財務效益。

溝通之重要性

專案經理通常把80%的時間花在哪裡？不是計畫，亦非執行，答案是溝通(《專案管理知識體指南》(PMBOK® Guide))。對於整合性專案尤其重要，牽涉的部門與範圍很大，況且要結合品質、成本、價值、時間、評鑑等因素，溝通不好，專案不可能成

功，故必須依任務不同組成不同之工作小組，結合醫療志業與各院組織進行分工(以慈院為例分為：醫療品質、風險與臨床路徑工作小組、管理會計工作小組、評鑑工作小組)並每月定期開會追蹤評估專案執行進度與成果。

先建立基礎資料(品質與財務)後再建立整合資訊系統

策略地圖與計分卡是強而有力的溝通工具，但是其資料產生之引擎是來自於醫療管理系統與管理會計系統，故在專案執行過程中，一定要先有基礎資料(品質與財務)而後再建立整合資訊系統(策略)，如此可以避免策略面與執行面之脫節與重工，在執行專案的策略上也不會一直干擾臨床人員，填寫或是回報專案所需的資料，如此專案的進行與推展才會成功。

結論

盤點系統與流程之問題找出改善機會點

策略的整合決定無形資產的價值，而流程改善不僅是協助組織提升作業效率，更可以有系統的盤點組織現有的無形資產是否符合策略發展之需要，醫療志業之無形資產包含三個面向：資訊資本(如：整合必須的資料庫、資訊系統、網路以及科技基礎架構，建立四院共享之指標管理系統)、組織資本(如價值觀、創新，團隊合作等)與人力資本(如對於整合性管理工具之運用能力、主

管專案管理之能力、整合所需人才之就緒度)。

關鍵價值流程之資源耗用分析，檢討與改善

在未實施作業基礎成本分析之前，資源耗用之分析只能分析至科的層級，醫院以往是以健保價作為實際耗用成本分析之基礎，但是透過作業基礎成本分析，可以分析至醫師別或是DRG別，依據工作分析表之作業分析，可以找到關鍵流程之資源耗用分析，進行檢討與改善，例如術前30-60分鐘抗生素給予比例若太低，其實會影響術後在病房之照顧品質與成本。

建立一致性之跨院績效比較基礎

指標分析常用的分析模式主要是評估各項關鍵績效指標對於策略目標之重要性後，再分析各項關鍵指標達成預設標準之程度、是否呈現好或壞之趨勢性、與標竿比較是否達成管理之目標。透過整合性專案建立了一致性與四院關鍵績效指標之比較平臺，藉由資料分享，提供各院相互學習與建立標竿學習機制，進而持續改善總體經營績效。

參考文獻與資料

- Barbara J Possin, Executing Strategy through the Balanced Scorecard, 2005, P29.
- Cokins Gary, 1996, Activity-Based Cost Management, McGraw-Hill, Inc., P55.
- Cokins Gary, 2001, Activity-Based Management-An Executive's Guide, P69.
- Cokins Gary, 2008，廖玉玲譯 (績效管理：尋找消失的片段，彌補智慧資本的落差) 梅霖文化出版，初版。譯自 Performance Management: Finding the missing pieces to close the intelligence gap. P153.
- DeRosier J, Stalhandske E, Bagian JP, & Nudell T. (2002). Using health care failure mode and effect analysis: The VA National Center for patient safety's prospective risk analysis system. The Joint Commission Journal on Quality Improvement, 2002, 27(5), 248-267. Posted with permission, P255.
- Dr Rhys Rowland-Jones, BSI; www.bsieducation.org/standardsinaction
- Grizzell P, Blazey P. Alignment of Baldrige with six sigma, lean thinking, and balanced scorecard, Insight to Performance Excellence, 2007, P1-9.
- Jimmerson Cindy, Value Stream Mapping for Healthcare Made Easy, CRC Press, 2010, P53.
- Latham JR. (2008). Building bridges between researchers and practitioners: A collaborative approach to research in performance excellence. Quality Management Journal, 15(1), 8.
- Kaplan RS & Norton DP. (1993), Putting the balanced scorecard to work, Harvard Business Review, 71(5), 134-147.
- McDonald T, Van Aken EM, Freitas, RA. Utilising simulation to enhance value stream mapping: A manufacturing case application, International Journal of Logistics: Research and Applications, 5(2), 213-232.
- Process Perspectives-integration of initiatives - the role of a pocess approach, Process Strategy Group, www.ProcessStrategyGroup.Com
- Wolfgang J. Mommsen, The Political and Social Theory of Max Weber: Collected Essays, University of Chicago Press, 1992, ISBN 0-226-53400-6, p.46.
- 大野耐一 ‧ 豐田生產方式與管理 ‧ 中華企業管理發展中心，1985。
- 司徒達賢 ‧ 管理學的新世界 ‧ 天下文化，2005，第 27 頁。

第四章

醫療資訊技術應用之注意事項

文 ——— **蔡俊榮**
慈濟醫療志業發展處資訊室

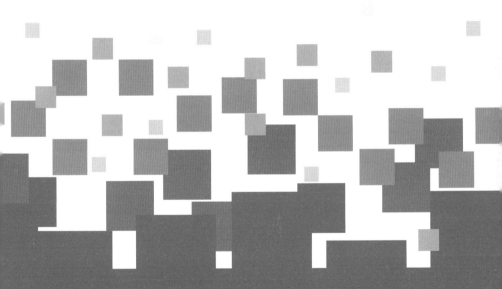

醫療資訊技術的發展雖然帶給醫療機構及民眾諸多好處，但同時也相對潛藏風險，甚至會影響到病人安全，在應用時必須特別注意與防範。

依據國際政策分析中心NCPA(National Center for Policy Analysis)於2010年4月所發表之研究調查報告指出，美國醫院使用醫療資訊技術(Health Information Technology, HIT)可協助醫療機構改善醫療品質、提升效能及方便性(Quality, Efficiency and Convenience)，但也可能會出現問題，如過度信賴電子病歷資料之正確性、醫師使用電腦化醫令輸入系統發生錯誤、無法確保系統效能、產生過多之數據造成資訊超載等。

另依據美國健康與人力資源服務署(Department of Health & Human Service, DHHS)在2010年針對使用醫療器材與醫療資訊技術之安全案件統計報告(Medical Device Safety Reports, MDSR)，亦發現有下列四種錯誤類型：

一、應用錯誤(Error of Commission)佔49%。

二、資料遺漏或傳輸錯誤(Error of Omissions or Transmission)佔 27%。

三、資料解析錯誤(Errors of Data Analysis)佔22%。

四、不同應用系統之間不相容性問題(Incompatible between Multi-vendors Software Application or System)佔2%。

因此，為確保資料之機密性、完整性、正確性與可用性，

NCPA建議必須留意駭客、病毒、病人辨識、存取權管制等涉及病人隱私及資訊安全(Privacy and Security concern)等議題。

隨著醫療儀器數位化之比率逐年提高，運用資訊科技之結果易潛藏相對之風險，根據美國緊急照護醫療研究機構ECRI(Emergency Care Research Institute)每年所進行醫療器材安全之調查，以2013年之統計資料為例，參考其醫療器材安全報告(Medical Device Safety Reports, MDSR)可發現在前十大醫療科技危害(Top 10 Health Technology Hazards)中有下列三項與使用醫療資訊技術有關：

第四項：電子健康紀錄與其他醫療資訊系統之間患者資料不符之錯誤。

第五項：醫療儀器和醫療資訊系統的相容性問題。

第九項：照顧者因使用智慧型手機或其他行動裝置分心所造成的意外。

綜觀以上有關醫療資訊技術與病人安全相關之調查與研究，筆者認為使用醫療資訊技術應注意之事項可歸納為以下七大類：

一、隱私與資訊安全問題

二、醫療資訊系統設計品質之問題

三、應用醫療資訊系統問題

四、醫療儀器與醫療資訊系統資訊傳輸相容性問題

五、醫療系統間相容性問題

六、使用行動設備之行動醫療安全問題

七、法規遵行性問題

　　本文將依前述七大類注意之事項逐一討論後，再參酌Gartner於2013年10月所公布2014十大策略性技術與趨勢資料，探究未來資訊技術之發展潮流中，使用醫療資訊技術應注意事項，提供個人觀點供讀者參考。

隱私與資訊安全問題

　　依據英國Department for Business Innovation and Skill結合Price Waterhouse Coopers(PwC)及Info security組織，共同研究歐洲各機構資訊安全防護情況，提出「2013資訊安全漏洞調查報告」(2013 Information Security Breaches Survey-Technical Report)，其中有2%屬於醫療產業曾發生資訊安全事件，資訊安全事件中有78%大型企業遭受外部駭客攻擊，39%大型企業遭受阻斷式服務之攻擊，20%大型企業遭受駭客入侵內部網路，14%大型企業知道已被駭客入侵竊得機密資料。

　　另於2009年5月，在美國加州柏克萊醫療中心的資料庫，遭到駭客入侵，竊取了社會安全卡號(Social Security Number)和健保資訊，估計有近16萬人受到影響；在臺灣亦有醫院因資訊系統當機嚴重影響病患就醫權益，如2007年5月21日TVBS新聞曾報導

「國內某大醫院,電腦資料庫建置有問題,首度出現大當機!」,該次當機造成掛號、電子病歷調閱和領藥系統的失效,影響數千名病患的就醫權益。慈濟醫療志業於2004年間亦曾經發生醫療影像傳輸儲存系統大當機事件,造成醫師調閱醫療影像作業之不方便及延遲,影響病患就醫順暢性。

有鑑於此,慈濟醫療志業為避免大當機事件發生,於2008年籌建醫療志業資訊安全管理系統(ISMS-Information Security Management System),並於2009年間陸續通過國際資訊安全技術標準ISO27001:2005認證,為資訊安全奠定了良好之基礎。2010年起則不斷強化伺服器主機安全措施,包括採用雙主機、雙網路交換器、雙儲存設備之伺服器主機叢集系統(Cluster System),以避免單一設備故障或失效造成醫療作業停頓之風險。

此外,為防止駭客入侵及避免惡意程式病毒感染,內部主機皆採用虛擬網址,建置防火牆、入侵偵測、流量監控系統,並全面性安裝防毒軟體等。亦為保障系統安全而建置軟體安全漏洞更新機制,定期進行軟體安全漏洞更新,以避免軟體零時差之攻擊問題。而在隱私性方面,從存取權限管控至個人資料身分證、姓名遮罩呈現外,更進一步採用資料庫加密技術,將資料庫中有關機密敏感性資料進行加密,確保隱私性。

醫療資訊系統設計之問題

依據前述NCPA研究報告指出，過度信賴電子病歷資料正確性所衍生之問題，是假設電腦上所呈現之資訊都是正確可信的；但就系統設計與運作實務而言很難確保無小蟲(bug)存在，使用者若過度相信醫療資訊系統而不留意病人實際情況及經驗判斷，可能會導致病人安全問題，如給藥系統之藥物單劑量單位換算不正確、電子病歷系統儲存電子病歷資料時有所遺漏等。另可能因使用者操作介面上太複雜，花費太多時間於資料輸入或介面切換之操作，不但容易造成資料輸入錯誤之問題，也會減少照護病人時間。

慈濟醫療志業在自行開發醫療資訊系統之初，於最高主管支持之下動員全院相關單位人員，共同進行完善之系統分析開發作業，而上線之前，必須進行單元測試、模組測試及整體流程測試，甚至採用平行測試上線作業一至三個月，以力求測試中能發覺程式設計小蟲(bug)進而除蟲改善之，以完善醫療資訊系統設計精準之要求。

為確保資訊系統之正確性與安全性，同時對使用者進行全面性教育訓練課程，建置上線前測試教室，逐一安排各單位之系統操作說明與實際操作測試，讓使用者充分熟悉系統之操作流程，並提出測試中所發現問題，藉此也可讓使用者了解系統也會有產生問題，因此在使用資訊系統時，仍需用心留意資料之正確性。

而在畫面設計上盡可能簡化，在CPOE(Computerized Physician Order Entry)系統上設計儘量讓醫師能於同一畫面即可完成處方輸入作業，例如門診醫囑系統主要之SOAP(Subjective Objective Assessment Plan)醫令輸入作業及住院醫囑系統醫令輸入作業，界面設計盡可能簡化，在主要畫面上即可完成輸入作業，讓醫師十分容易且正確操作門診看診系統，即可降低電子病歷醫令輸入錯誤之產生機率(如圖4-1)。

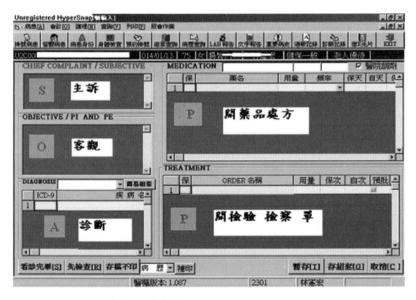

圖4-1 門診醫囑系統主畫面：在主畫面即可直接輸入SOAP操作簡易

應用醫療資訊系統問題

資訊系統都有GIGO(Garbage In Garbage Out)特性，當醫師使用醫療資訊系統時，若一開始不小心輸入錯誤資料而未被發現，則此錯誤資料會延續傳遞至相關醫療單位，可能會產生一連串病安事件。

依據美國健康與人力資源服務署(Department of Health & Human Service, DHHS)統計有關Medical Device Reports(MDR)及HIT safety資料，於2010年整理出使用醫療資訊科技所產出病人安全事件類別中有四類，其中應用錯誤(Error of Commission)佔49%，就是此相關問題所在，例如醫師於CPOE系統中點選錯病人或者開錯處方、開錯劑量；醫檢師於系統中輸入不正確檢驗數值或文字報告；藥師於給藥系統中確認錯誤藥品等。這些錯誤資訊後續若沒有被即時發現則可能產生病安事件。

慈濟醫療志業為避免類似情況發生，藉由醫療資訊技術，強化安全性功能設計，包括下列三項：

1.**病人辨識**：於門診醫囑系統中增加病人健保卡內個人資料核對，以確保醫師所選擇之病人之正確性；於急診及住院病人則以加掛病人條碼(Barcode)手圈以茲辨識，RFID(Radio Frequency Identification)的應用也是可考量之技術。

2.**處方正確性**：增加依科別處方核對看診科別或診斷之判斷，避

免相似藥品名而選錯藥品；增加幼兒年齡判斷及計算適當用藥劑量；增加藥物過敏及藥物交互作用警示等。

3.**檢驗異常值警示**：增加檢驗異常值警示暨簡訊即時通知功能等。

醫療儀器與醫療資訊系統資訊傳輸相容性問題

依據美國緊急醫療研究院(Emergency Care Research Institute, ECRI)每年調查醫療儀器相關事故及通報資料庫中的資訊，統計出2013年度有十大醫療科技危害(Top 10 Health Technology Hazards)其中第五名是醫療儀器和醫療資訊系統的相容性問題。

另依據美國健康與人力資源服務署於2010年統計有關醫療設備報告(Medical Device Reports, MDR)及資訊安全之資料顯示，使用醫療資訊科技所發生之病人安全事件類別中第二類「資料遺漏或傳輸錯誤(Error of Commissions or Transmission)」佔27%；第三類「資料解析錯誤(Errors of Data Analysis)」佔22%。

以上研究報告都與醫療儀器相容性及資料傳輸儲存有密切關係，必須加以重視防範之，以避免病安問題產生。

儀器連線資料傳輸，已逐步取代傳統需人工輸入方式，而朝數位化及自動連線方式發展。此外，醫療資訊系統與醫療儀器間

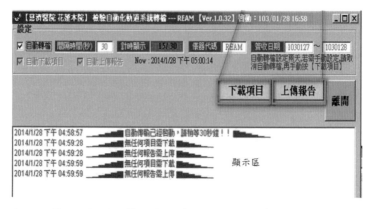

1.功能:儀器連線傳輸轉換程式自動定時傳輸檢驗檢查Orders至儀器連線代理程式,同時接收儀器連線代理程式傳出之報告上傳至HIS
2.亦可手動按下載項目按鈕傳送Orders或按上傳報告按鈕上傳報告
3.顯示區:會即時呈現傳輸過程資料內容是否正常或錯誤提醒作業人員

圖4-2 儀器連線傳輸轉換程式畫面

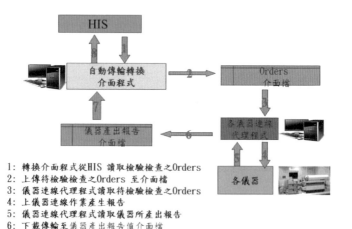

1:轉換介面程式從HIS 讀取檢驗檢查之Orders
2:上傳待檢驗檢查之Orders 至介面檔
3:儀器連線代理程式讀取待檢驗檢查之Orders
4:上儀器連線作業產生報告
5:儀器連線代理程式讀取儀器所產出報告
6:下載傳輸至儀器產出報告介面檔
7:轉換介面程式從儀器產出報告介面檔讀取報告
8:上傳報告傳輸至HIS 並更新相關資料

圖4-3 儀器連線傳輸轉換系統資料流程示意圖

之整合亦朝自動化作業發展，但各廠牌有各自不同傳輸之協定，與醫療系統相容性也產生問題，因此慈濟醫療志業規劃與儀器代理程式間之儀器傳輸轉換介面程式(如圖4-2)，作為各類醫療儀器與醫療資訊系統間資料轉換傳輸仲介者，負責將雙方面所產出之資料完整無誤的轉換傳輸給對方，如此解決儀器傳輸相容性問題(如圖4-3)。

由於近十年來醫療儀器不但都已數位化且傳輸協定也都採用國際標準格式HL7(Health Level 7)及DICOM 3.0(Digital Imaging and Communications in Medicine)，因此近幾年醫療儀器與醫療資訊系統整合之相容性已大幅提高，只要符合國際標準格式(HL7, DICOM 3.0)，即可快速整合於系統中提供完善醫療資訊服務。

醫療系統間相容性問題

依據美國DHHS統計有關Medical Device Reports(MDR)及HIT safety資料於2010年整理出使用醫療資訊科技所產出病人安全事件類別，第四類是不同應用系統之間不相容性問題(Incompatible between multi-vendors of ware application or system)佔2%。此文章中指出安裝醫療資訊系統並非如安裝一般軟體般簡易，其牽涉範圍大，流程複雜，諸多系統必須整合，而往往完整醫療系統並非由單一廠商所開發，可能必須結合多家廠商之系統才能整合成完整醫療資訊系統，而不同廠商間之系統資料傳輸協定與資料格

式解析定義通常都不同，如此一來就會產生醫療系統間相容性問題，病人資料在不同系統傳遞是否可正確傳輸與解析？攸關病人安全問題。

慈濟醫療志業之醫療資訊系統除醫療影像相關系統如PACS(Picture Archiving and Communication System)及醫療儀器相關系統如ECG(Electrocardiography心電圖等)外，其他所有醫療相關系統都是自行開發與維護，一律採用共通系統模組與相同作業系統平臺與資料庫，使用相同開發工具與程式語言，制定共通資料庫結構，及擬訂共通程式設計撰寫規範，因此可避免不同廠商醫療系統間相容性問題。而與醫療影像相關系統及醫療儀器整合，也都與廠商合作以介面方式相互整合之，可確保系統間資料傳輸與解析正確無誤。

使用行動設備之行動醫療安全

依據美國緊急醫療研究機構ECRI(Emergency Care Research Institute)每年調查醫療儀器相關事故及醫療儀器事故通報資料庫中的資訊，統計出2013年度有十大醫療科技危害(Top 10 Health Technology Hazards)其中第九項照顧者因使用智慧型手機或其他行動裝置分心所造成的意外指出，醫師在使用行動設備操作醫療資訊系統時，可能會接受到他人的電話或電子郵件通知等訊息，會造成當時醫師一時分心，也可能因此產生醫療診治上之意外事

件發生，如資料輸入錯誤或因遺漏查看病人重要資訊而診斷錯誤等。

　　為確保行動醫療安全避免上述意外事件發生，慈濟行動醫療系統(如行動病歷電子書系統)只開放內部網路連線，同時擬訂行動設備管理規範，行動設備必須經過資訊單位資訊安全檢查，甚至安裝行動管理軟體，管制對外部網路之連線及暫停相關通訊功能(如LINE、SKYPE等)，相關設定後才能連上內部網路存取行動病歷電子資料，使用者也必須接受操作說明教育訓練，並宣導使用行動設備應注意事項，儘量勿於執行行動醫療作業之際同時執行其他通訊作業，以避免分心影響行動醫療作業安全與品質。

法規遵循問題

　　有關電子病歷隱私性保護相關法規方面，在美國有HIPAA(Health Insurance Portability and Accountability Act)，主要處理醫療保險資訊的可攜性及保護病患的隱私權問題。

　　在臺灣有醫療法、醫師法、電子簽章法、個人資料保護法及醫療機構電子病歷製作及管理辦法等法規，醫療機構使用醫療資訊技術發展推動電子病歷系統則必須遵循相關法規，電子病歷才具有法律效力，病人安全才能獲得保障。

　　醫療機構除了使用醫療資訊系統外，還會應用市面上套裝軟體作為行政管理之應用如文書處理、簡報、公文處理、繪圖等辦

公室自動化軟體(Office Automation Software)。

　　而不論醫療系統所須之作業系統、資料庫系統、開發工具或辦公室自動化軟體所須軟體，應須注意著作權法問題。

　　慈濟醫療志業所推行之電子病歷系統都已依規定報備當地衛生主管機構，同時通過政府衛生主管機關電子病歷檢查通過，符合醫療機構電子病歷製作及管理辦法。另慈濟醫療志業於內部資訊安全管理系統ISMS(Information Security Management System)中有明文規範使用合法軟體之條文，並全面建置資訊資產管理系統，嚴格管制使用者不能擅自安裝未經授權之非法軟體，同時也列入每年ISO27001資訊安全年度複檢中重要項目之一。

因應資訊技術未來發展趨勢應注意事項

　　參考國際研究調查機構Gartner於2013年10月公布2014年十大策略性技術與趨勢(圖4-4)，大都與醫療資訊技術息息相關，筆者認為其中前二項「行動裝置多元化與管理」、「行動App與應用程式」將對使用醫療資訊技術將產生直接重大影響，必須特別加以注意之，分述如下：

行動裝置多元化與管理
Mobile Devices Diversity and Management

　　Gartner指出未來三至五年，由於智慧手機、平板電腦等行

動裝置產品多樣化，將導致企業員工「帶你自己的行動裝置」
(BYOD-Bring Your Own Device)來上班之趨勢會變得很普遍且多
樣化。Gartner預估於2016年前，知識工作者將擁有3~5個行動裝
置，屆時移動工作者數量可能會是現在的兩至三倍，因此企業採
用「BYOD」這個策略可能會導致意想不到的情況，從而引發的
新注意事項是企業如何針對「BYOD」多樣化成長制訂新的管理
政策、如何更清楚擬定權限管理措施，明確定出什麼可做、什麼
不可做，資安人科技網(2014)指出行動化與雲端化對資料安全是
雙重打擊，因此更應注意如何可兼顧行動裝置應用之靈活性及資

| 1. 行動裝置的多元化和管理 (Mobile Device Diversity and Management) |
| 2. 行動App 和應用程式 (Mobile Apps and Applications) |
| 3. 萬物聯網（Internet of Everything） |
| 4. 混合雲和 IT 即服務經紀人 (Hybrid Cloud and IT as Service Broker) |
| 5. 雲／用戶端架構 (Cloud/Client Architecture) |
| 6. 個人雲時代 (The Era of Personal Cloud) |
| 7. 軟體定義一切 (Software Defined Anything) |
| 8. 網路規模IT (Web-scale IT) |
| 9. 智慧型機器 (Smart Machines) |
| 10. 3D 列印 (3-D Printing) |

資料來源：Gartner(2013 年 10 月), 筆者整理

圖4-4 2014年十大策略性技術與趨勢

訊安全之資料機密、隱私性之要求。

行動Apps與應用程式(Mobile Apps and Applications)

依據Gartner預測，在2014年由於Java Script的性能提升，將會推動HTML5的普及，而且其瀏覽器將成為企業開發環境應用的主流。因此資訊開發人員需更加著重使用者介面多媒體模組的設計與擴展，以全新且不同的方式，提供使用者多樣化豐富的行動語音和影片應用需求。目前Apps應用將繼續蓬勃成長，而傳統大型應用程式將開始萎縮，然因Apps程式是較小巧，較有特定應用性。而大型應用程式會較全面性。因此開發人員應該尋求方法來整合Apps，跨越多種設備建構多元使用者應用界面，就如應用零散的積木，將其組合成最優化、整體性之企業應用程式。

然而依據Gartner估計，市場上有超過100家工具供應商，這些開發App的廠商非常分散，難以在短期內整合，企業也難以單一開發工具開發多樣性之Apps。因此資訊開發人員必須學習多種開發工具，開發多樣化行動Apps，注意使用者應用各樣性行動設備與應用需求(如多媒體互動式及安全性)，才能結合成最優化之整合性應用程式。

前述於2013年11月11日《DIGITIMES》的「行動App持續扮演企業IT要角」一文中敘述：「Gartner指出2013年全球行動應用程式商店下載量突破1,000億次，較前一年度的640億次大增59.4%，增幅相當可觀，顯見行動網路應用的勢頭正旺……」。因此面對

前述兩項行動設備及行動Apps多元化蓬勃發展潮流，勢必對醫療機構使用醫療資訊技術未來將產生重大影響與衝擊，這也是醫療資訊單位所需面對的未來重大挑戰，現在必須特別留意盡早準備因應之。

結語

綜觀本文所提出七大類注意事項，也許看似個別問題，但進一步整合分析之，可發現其相互間是具有關聯的，如資訊安全遭受駭客入侵、病人資料被惡意竄改，也將影響應用醫療資訊系統資料正確性問題及影響病人安全產生法律責任問題等，所以面對以上七大類問題，除了留意其個別可能發生因素之外，更應從整體管理面思考，整合使用者專業應用需求並進行相關之醫療資訊技術審慎評估及法規常識宣導教育訓練等，逐步進行改善措施，全面推行ISO9000作業品質管理及ISO27001資訊安全管理，才能有效降低使用醫療資訊技術之風險，充分發揮良能保障病人安全。

在面對未來資訊技術發展時，依據Gartner(2013)所公布的2014年十大策略性技術與趨勢(圖4-4)，將衝擊醫療資訊技術之生態，如醫療機構全面採用BYOD(Bring Your Own Device)政策、醫療資訊系統更新成多元化之行動醫療Apps與電子病歷全面上雲端等，但如何整合多元小巧的Apps組合成整體性醫療應用系統，

不但要顧及使用者應用方便性與靈活性，更重要的是要兼顧資訊安全，確保病歷資料機密性、可用性及完整性，這即將是醫療機構所須面對的重大課題。

參考文獻與資料

- Department of Health & Human Service (2010), Health IT safety Issue http://cci.drexel.edu/faculty/ssilverstein/Internal-FDA-Report-on-Adverse-Events-Involving-Health-Information-IT.pdf
- Devon M. Herrick, Linda Gorman April and John C. Goodman (2010). Health Information Technology: Benefits and Problems, Policy Report, 327, NCPA (National Center for Policy Analysis) http://www.ncpa.org/pdfs/st327.pdf
- Emergency Care Research Institute(ECRI)(2012), Health Devices - Top 10 Health Technology Hazards for 2013, Reprinted from 42(11), https://www.ecri.org/Documents/Secure/Health_Devices_Top_10_Hazards_2013.pdf
- Gartner 2013/10 , Gartner Identifies the Top 10 Strategic Technology Trends for 2014
- http://www.gartner.com/newsroom/id/2603623
- J.H van Bemmel and M. A. Musen (1997), Handbook of Medical Informatics
- Price Waterhouse Coopers(PwC), (2013), 2013 Information Security Breaches Survey Technical Report http://www.pwc.co.uk/assets/pdf/cyber-security-2013-technical-report.pdf
- 李友專 (2002)‧ 簡明醫學資訊學 ‧ 合記出版
- 法部全國法規資庫 (2012)‧ 醫療機構電子病歷製作及管理辦法資庫
- http://law.moj.gov.tw/LawClass/LawContent.aspx?PCODE=L0020121
- 資安人科技網，2014 年 ‧ 行動化與雲端化：對資料安全的雙重打擊
- http://www.informationsecurity.com.tw/article/article_detail.aspx?tv=&aid=7746&pages=2#ixzz2phLuITX2
- 張慧朗、李友專、吳昭新、莊逸洲、等 (2006)‧ 醫學資訊管理學 ‧ 華杏出版
- 蘋果日報 2012 年 6 月 30 日 電腦當機 _ 台大醫院領藥延誤 3 小時
- 數位時代 DIGITIMES 2013/11/11- 企劃 行動 App 持續扮演企業 IT 要角
- http://www.digitimes.com.tw/tw/dt/n/shwnws.asp?CnlID=13&packageid=7905&id=0000356671_B6C73PAK6YXJ5I2OEPORJ&cat=50&ct=1

第五章
全方位醫療資訊系統

文 ——— 花蓮慈濟醫院院長室

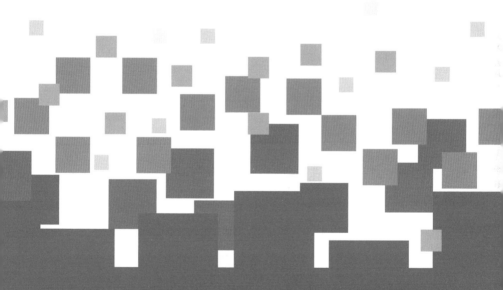

一、全方位醫療資訊系統建置

　　為強化醫院管理、提高醫療服務品質，慈濟全方位醫療資訊系統除已兼顧門急診、住院、檢驗檢查、醫管行政、電子病歷等五大系統，更串聯各慈院相關資訊，建置了EIS主管決策資訊系統，以提供及時之各慈院營運狀況，進而能有效統籌各慈院之資源調度，該系統不僅使用圖形介面以擷取資訊，並運用圖形之展示以分析營運現狀及走向，以提供對各院區資訊之現況、型態及其未來趨勢之分析供參考與評估。

二、多元化之臨床資訊決策系統——醫療志業高階主管資訊系統 (Tzu Chi Medicine Mission Executive Information System, EIS)

　　慈濟醫療志業高階主管資訊系統(EIS)乃為配合高階主管的資訊需求，提供營運的關鍵成功因素與即時、容易存取的資訊給高階主管，以做為組織制定策略與目標之依據。

　　EIS系統除了使用圖形介面以擷取資訊，並運用圖形之展示

以分析營運現狀及走向，以提供對各院區資訊之現況、型態及其未來趨勢之分析供參考與評估。顯示的內容包含各院區每日即時提供之服務量數據與趨勢分析、跨院區比較、服務量與同期和前期之比較、品質指標分析比較等。(圖5-0-1)

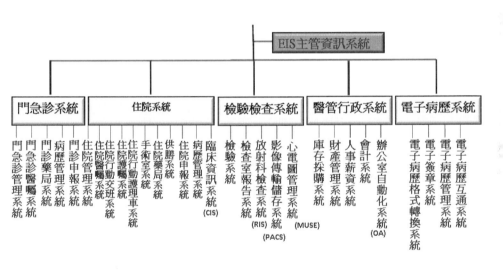

圖5-0-1 慈濟醫院醫療資訊系統涵蓋圖

跨部門
臨床醫囑系統

文 ——— **高瑞和、陳星助、李毅**
花蓮慈濟醫院院長室

　　慈濟在臺灣六家醫院之總床數目前已超過四千床，因此對於病人安全與經營效益提升的迫切性更甚以往。有鑑於此，花蓮慈濟醫院於1996年首先全面規劃並推展全方位醫療資訊系統之建置，藉由資訊系統，建立完整之醫療品質及病人安全運作模式，例如醫療品質指標管理、臺灣臨床作業指標TCPI (Taiwan Clinical Performance Indicator)之推動、持續性品質改善CQI (Continous Quality Improvement)、隔離防護交班系統、手術變更資訊等等，不一而足。

看診與住院醫囑網站入口 Web Portal

　　醫師於臨床上需要各類資訊輔助以充分掌握與瞭解病人病況，並且依當下現況做出做適當之診斷與處置。將各類病歷電子化後做適當與及時的傳遞，進而達成「將適當的資訊、在適當的時機、傳遞給適當的人」。

　　貼心提示各類重要訊息於病人之住院醫囑網站入口，讓醫師能掌握剛入院病人完整之病況，系統提供有門診病歷記錄格式(SOAP)資訊查詢；另外亦提供方便之界面取得病人所做之相關檢驗檢查資訊，醫師得以進行後續諸如診療或開刀等處置。再者，因應健保相關規範與制度，系統亦提供有診斷關聯群DRG

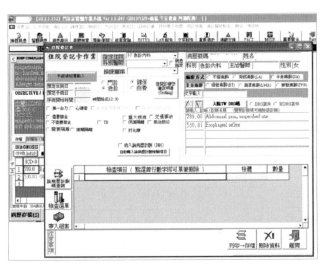

圖5-1-2　慈濟醫院住院登記卡點選DRG資訊

(Diagnosis Related Group) 編審等即時資訊，以供醫師或護理師等照護者能隨時掌握相關資訊。(圖5-1-2)

另為縮短搶救心臟相關急症的黃金時間，在急性心肌梗塞或主動脈剝離等患者完成心電圖檢查後之資料，可透過醫療資訊系統的建構與傳輸，於第一時間報告產生後直接傳至值班醫師手機上，以利醫師可立即進行判讀及後續處置安排。

護理資訊系統

護理作業與病人安全最為相關，1996年花蓮慈院護理照護業務以電子給藥紀錄單Medication Administration Record (MAR) Sheet為起始，接續戮力導入病人安全之各項作為於護理照護業務，從1997年表單電子化，走入資訊化，邁向無紙化至2012年護理業務行動化(全院推動行動護理站)。

另如入院護理評估與紀錄、預防跌倒評估與紀錄、預防壓瘡評估與紀錄、約束措施評估護理紀錄、自殺與自傷預防通報與記錄等等有關病人安全之重要評估與紀錄，均已電子化，方便護理同仁隨時留意病人狀況。

另外，各項護理照會包含傷口與腸造口照會、營養照會與糖尿病等個案管理照會系統、整合型護理交班系統、出院準備服務系統、護理給藥電子病歷審定系統、條碼輔助檢體採送系統及備血輸血系統等等，均已開發完成，大幅減少人為錯誤可

能性。如條碼輔助檢體採送及備血輸血系統(Bar Code Specimen Collection and Blood Transfusion, BCST) (Pronovost et al., 2003)有效進行醫護人員與檢驗醫學部同仁的溝通；2013年3月開始推展住院病人條碼輔助檢體採送及備血輸血系統，並辦理跨單位之檢體採集教育訓練，至2013年6月檢體採集安全已達零缺失目標；而住院病人預防跌倒評估護理系統、約束措施評估護理系統等，除極有效提升病人安全，更是有效節省可觀之紙張，對環保與成本控制，皆有宏大之效益。花蓮慈院護理資訊作業，整體可節省單一護理人員各項作業流程85~110分鐘，護理人員對於護理資訊應用的滿意度高達91%。

用藥安全

花蓮慈院用藥安全防護網以完整包括醫師處方、藥師調劑、護理給藥與病人用藥四大面向。透過資訊輔助，以病人身高、體重、過敏史、肝腎功能等檢驗值顯示在藥簽上，可免去藥師審核處方時，重覆往返藥歷與檢驗畫面所耗費的時間。以2012年為例，靠系統過濾之不適當處方達4,226筆，經藥劑師提供專業建議後，高達3,689筆(87.3%)，經醫師修正處方。而處方醫囑系統設置之避免用藥錯誤或不適當的警示機制，已有23項醫囑警訊，以劑量與頻率警示功能為例，原只有每次最大劑量提示，自2010年9月起增加每日最大劑量與頻率限制，每月平均攔截高達1,452筆。

另外，對於不定期的健保規範更改，均彙總藥劑部、申報股、資訊室等單位意見，將使用限制條件嵌入醫囑警示系統中。2010年至2012年，共修正健保使用限制警訊121筆。

　　現今健保方便，民眾多處就醫、重複用藥威脅民眾健康，花蓮慈院門診醫囑結合「健保雲端藥歷」，可提供醫師門診即時查詢到病人近期藥品之就醫資訊(含跨院)，避免醫師重複處方及病人重複用藥，以提升用藥安全及品質，透過醫師卡及健保卡雙重機制稽核，確保病人個資安全，亦能兼顧病人用藥安全。

轉診資訊系統

　　花蓮慈院與轉診轉檢合作院所間之「網路轉診轉檢查詢服務」資訊系統，能於合作院所即時掌握病人轉診後的治療狀況及轉檢檢查報告的結果，包含轉診診療結果、出院病摘、檢驗、檢查文字報告(X光、腹部超音波)及病理報告等等，皆可一目了然，利於後續照顧病人。

電子病歷

　　另因應健保署電子病歷抽審作業，以專案手法開發電子病歷檔送審程式結合電子病歷系統與審閱系統，全面改變門診抽審病歷作業模式，不僅使抽審需檢附但未電子化之病歷量從30%下降

到0%，也提升行政作業效能，縮短抽審作業時間於西醫為3天、中醫2天，牙科、洗腎各1天，對於需列印的紙張每季減少5,450張，申報同仁與醫師滿意度達85%，且上傳之病歷電子檔，健保署亦回應資料清晰完整，退件補件率從實施前2.15%降到0%。

居家護理系統

病人出院後，為維繫持續性照護，居家護理甚為重要，但如何進行有效管理，甚為困難。花蓮慈院建置院內網路連結健保VPN網路系統，居家護理師於案家進行照護後馬上進行健保卡取卡，將服務項目與所用醫衛材存入筆計型電腦資料庫及寫入健保卡，返院後將資料連結院內醫療資訊系統，上傳至院內醫療資訊系統，24小時內將IC卡所有資料傳送至健保署。除可讓個案獲得更快速照護資源介入，更可提昇居家護理服務量及醫院收入，有效處理行政作業及臨床業務管理。

病人安全通報系統

電子化病人安全通報系統自建置以來，迄今每年平均通報2000件以上，除了無傷害事件比率遠優於全臺灣平均值(花蓮慈院無傷害比率54.8%，全臺35.1%)，對病人構成較大影響之事件(SAC 1-2)亦從2007年之12.92 %降為2012年之3.66%，由於病安通

報資訊系統之便利化，不僅通報時間大幅縮短為10至20分鐘，系統本身亦具備事件之檢討及提供警示回饋報告之功能，大幅提高同仁通報意願；根據2011年進行「病人安全通報系統滿意度調查」中顯示，86.46%的事件皆是同仁主動通報自身發生的病人安全事件。由此可知，資訊系統必須以使用者為中心，方能妥善運用，達到確實改善病人安全，落實病人安全文化的效果(Kohn et al., 2000)。

花蓮慈濟醫院於1999年建置內部異常事件通報作業，於2006年12月全面資訊化，實施電子通報單，積極推廣病人安全通報系統(TPR)的使用，並完全內化於志業體之作業系統，非使用財團法醫院評鑑暨醫療品質策進會所提供之通報系統，因此通報作業皆可於慈濟志業體內進行縱向、橫向及個人會辦簽核。每案件皆是匿名通報，結案後，簽核結果透過院內信箱回饋通報者及相關簽核人員。

透過每月病安事件通報之蒐集、彙整提出分析改善決策，於院內網頁及信箱發布「病人安全警示及回饋報告」。2009年至2013年第三季已發佈202件警訊事件，每件事件皆詳細說明「事件經過」、「事件分析」、「改善措施」，使同仁瞭解錯誤事件發生過程。2011年進行「病人安全通報系統滿意度調查」，曾閱覽過「病人安全警示及回饋報告」同仁滿意度為80.63%。2009年至2012年度病人安全通報平均通報 2,025件，自2006年起依規定每月上傳病安事件至財團法醫院評鑑暨醫療品質策進會TPR系統，

2011年花蓮慈濟醫院通報至TPR佔19家醫學中心之12.36%，2012年佔9.66%。

隔離防護交班功能

　　為求醫療團隊人員工作環境安全及以病人為中心，醫師需於醫囑系統開立防護醫囑，醫囑開立後會自動顯示於各項檢查檢驗單(圖5-1-3)，以提醒輸送人員及其他相關照護者進行適當防護。

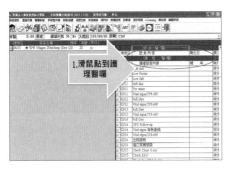

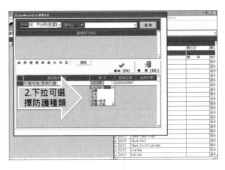

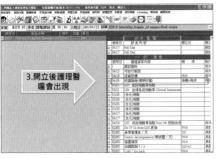

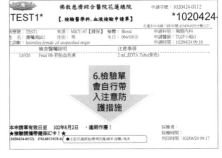

圖5-1-3　檢驗單範本

TCPI指標管理系統導入

　　自2011年1月起配合國內衛生政策將臺灣品質指標(TQIP)轉型成臺灣臨床成效指標(TCPI)，截止至2012年花蓮慈濟醫院提報169項「綜合照護指標」、35項「急性精神照護指標」。依指標特性分成六大類(全院暨內科指標、外科指標、加護指標、護理指標、急診指標及精神指標)，每季彙整報表予負責單位並公告於院內TCPI指標管理系統。

　　TCPI部份指標導入資訊系統，以資訊方式收集及回饋給各臨床單位，藉由資訊的便利性及有效性，促進醫療品質，避免人工收集上之繁瑣。以「非計畫性重返手術室」及「出院14天內因相同或相關病情非計畫性再住院」為例，此兩項指標為同性質之指標，其目的為監測醫院給予之醫療處置是否有效，避免病人重複入院及手術，以確保病人醫療照護之品質。

　　利用資訊系統收集TCPI指標「非計畫性重返手術室」，除提高回收率，增加其便利性外，更可避免回溯性問卷填寫時造成記憶上的偏誤。

　　以『非計畫性重返手術室』為例，導入前回收率為70-85%，導入後回收率可達到90%以上，表示該系統大大提升了回收率。

　　步驟一：當醫師填寫手術通知單時(圖5-1-4)，輸入病名、術式、麻醉方式等，按下確認後，當病人為同一次入院日中執行2次手術以上(含2次)，則會出現重返手術室

調查表。

步驟二：點選該病人重返手術室之原因(是否與前次術式相
關、重返情況等)，並按下存檔，則可離開。

步驟三：指標負責人可至醫療資訊系統上非計畫性重返手術
室之系統，下載病人資訊，以利於提報(圖5-1-5)。

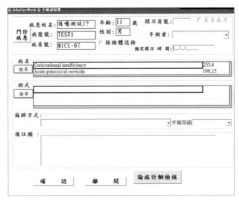

圖5-1-4　欲執行手術時，需填寫手術通知單

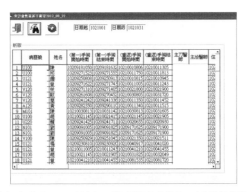

圖5-1-5　指標負責人可至系統中下載重返病人資訊，以利於提報

使用資訊系統統計TCPI指標「出院14天內因相同或相關病情非計畫性再住院」，以避免回溯性問卷填寫時造成記憶上的偏誤。

　　步驟一：當醫師點選病人後，醫囑系統出現警示(圖5-1-6)，表示該病人為14天內再度入院之病人，點即後即可進入填寫14天再入院個案調查表。

　　步驟二：選擇病人再住院之原因、與前次住院疾病相關性等選項，並按下存檔，則可離開。

　　步驟三：指標負責人可至醫療資訊系統上下載病人資訊，以利於提報。

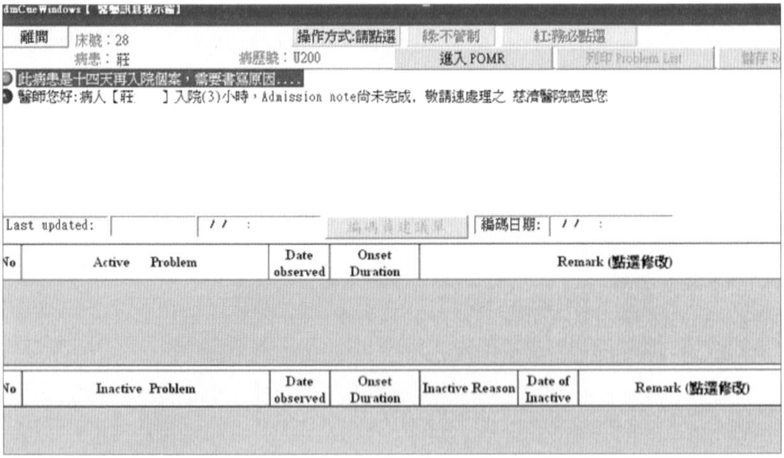

圖5-1-6　醫囑訊息提示窗

資訊應用於
護理照護品質

文 ——— **章淑娟**
花蓮慈濟醫院護理部

　　花蓮慈濟醫院於1996年全院開展醫療資訊業務，護理照護業務則以電子給藥紀錄單Medication Administration Record (MAR) Sheet為起始，隨著財團法人醫院評鑑暨醫療品質策進會(簡稱醫策會)「病人安全思維」的引進，與各項病人安全作業的推動，護理部戮力導入病人安全之各項作為於護理照護業務。搭著醫療資訊業務的規畫與執行，結合全院資訊化發展，從1997年表單電子化，走入資訊化，邁向無紙化至2012年護理業務行動化(全院推動行動護理站)，多項護理資訊業務陸續展開。整體護理資訊業務由資訊護理師和各相關業務主管同仁們與醫療團隊共同策劃，彙整

系統需求與資訊專業團隊開會討論作業流與資訊流，至系統建構完成的試行與正式上線，步步踏實地移植至醫療志業體的各個院區，更積極整合六院護理資訊業務。

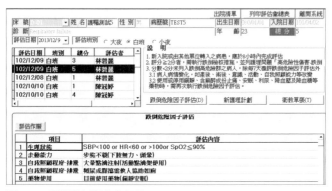

圖5-2-1　預防跌倒評估與紀錄

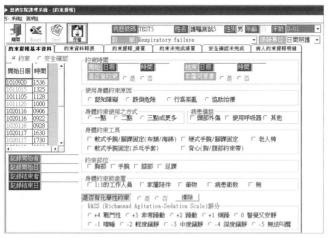

圖5-2-2　約束措施評估護理紀錄

隨著全臺護理資訊業務逐年蓬勃發展，積極推動各項護理紀錄資訊化的系統建置，包含：入院護理評估與紀錄、預防跌倒評估與紀錄(圖5-2-1)、預防壓瘡評估與紀錄、約束措施評估護理紀錄(圖5-2-2)、自殺與自傷預防通報與記錄。

各項護理照會，包含：傷口與腸造口照會、與糖尿病(圖5-2-3)等個案管理照會系統；整合型護理交班系統(圖5-2-4)；出院準備服務等；通過護理給藥電子病歷審定，導入條碼輔助檢體採送及備血輸血系統(圖5-2-5)，落實以病人為中心提升護理照護品質與作業流程之具體改善，同時，提升各項評鑑準備工作之效能，舉凡各類品質指標統計分析、人力資源管理報表……等，提供各項數據之即時性、正確性、便利性、客觀性與前瞻性。

以護理照護評估作業為例，自2012年導入住院病人預防跌倒評估護理紀錄(圖5-2-6)，即時找出跌倒高風險個案，提供個別化護理措施，並針對用藥致跌倒高風險個案按其個別性需求，列印護理衛教單張或透過行動工作車電腦連結醫療志業之「健康ok棒」網頁(圖5-2-7)，即時提供病人生動活潑衛教內容，進行示教與回示教。更適時透過工作車電腦，將其護理問題及護理措施寫入病歷。施行1年期間，減少使用紙本查檢表約27,770張；跌倒通報事件逐年下降，跌倒傷害嚴重程度為「無傷害」者，更優於全國醫學中心(52-55%)，佔跌倒事件65-70%；行動工作車於2013年導入約束措施評估護理紀錄，即時進行約束病人評估及提供護理措施，檢核結果即時回寫至電子護理紀錄，減少紙本檢核措施查檢

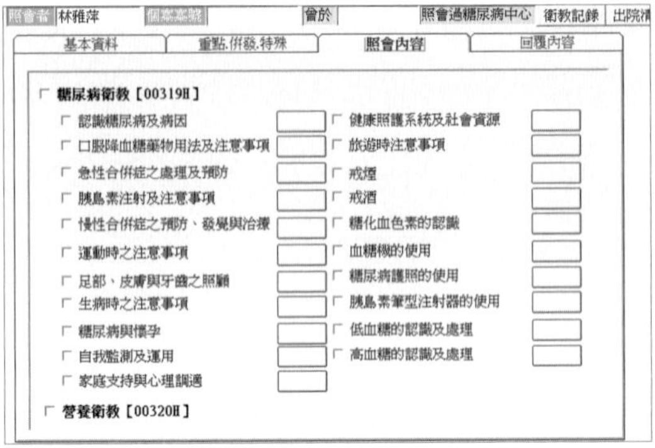

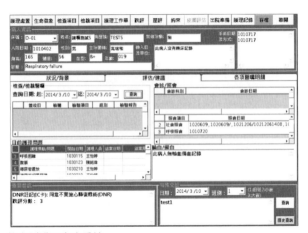

圖5-2-3　糖尿病個管系統

圖5-2-4　整合型護理交班系統

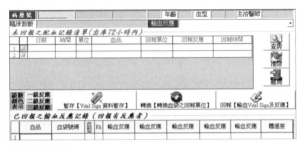

圖5-2-5　備血輸血系統

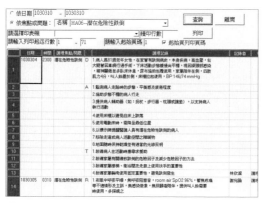

圖5-2-6　住院病人預防跌倒評估護理紀錄

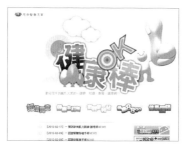

圖5-2-7　「健康ok棒」網頁

表使用約5,000張、減少護理人員書寫約束護理問題頻率約15,330次/年(14人次×3班/天=42×365天=15,330)。

　　整體節省護理人員各項作業流程85至110分鐘，護理人員對於護理資訊應用的滿意度達91%。2011年藥物通報事件在給藥階段共通報58件，比2010年通報113件，下降48.6%(圖5-2-8)。2013年1月14日宣告護理給藥紀錄成為正式電子病歷，2013年1月至6

月給藥階段通報事件與去年同期比較，從167件降至64件，共下降62%。條碼輔助檢體採送及備血輸血系統(Bar Code Specimen Collection and Blood Transfusion, BCST) 有效進行醫護人員與檢驗醫學部同仁的溝通，2013年3月開始推展住院病人條碼輔助檢體採送及備血輸血系統，並辦理跨單位之檢體採集教育訓練，至2013年6月檢體採集安全已達零缺失目標。外網通報作業，以病人安全第十大工作目標之住院病人自殺與自傷防範為例，運用外網資訊化通報作業即時完成線上通報，得以簡化過去紙本通報與電話聯繫作業，對急診、住院醫護及社工團隊皆可透過共同資訊平臺掌握病人動態，提供即時且個別性照護，寫入電子護理紀錄並完成通報作業，縮減同仁繕打紀錄時間。

2014年將積極推動護理行政管理系統優化作業，如：進階審核作業、定期考核作業、返鄉津貼申請暨核銷、固定班別申請作業等，期能為護理同仁與行政主管簡化作業時程並提升內部顧客服務滿意度。

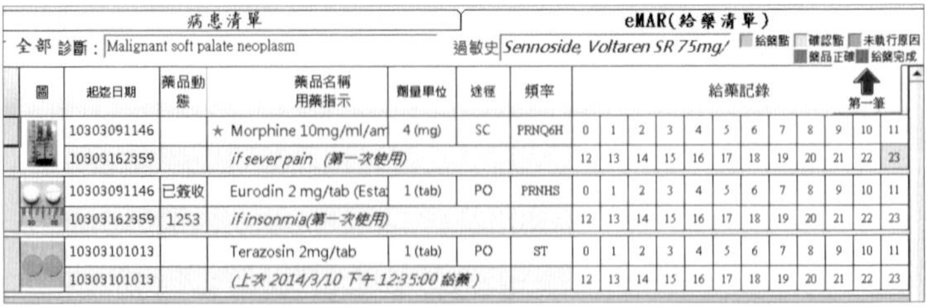
病患清單 | eMAR(給藥清單)

全部 診斷：Malignant soft palate neoplasm　過敏史 Sennoside, Voltaren SR 75mg/　給藥點 確認點 未執行原因 藥品正確 給藥完成

圖	起迄日期	藥品動態	藥品名稱 用藥指示	劑量單位	途徑	頻率	給藥記錄											第一筆
	10303091146		★ Morphine 10mg/ml/am	4 (mg)	SC	PRNQ6H	0	1	2	3	4	5	6	7	8	9	10	11
	10303162359		if sever pain (第一次使用)				12	13	14	15	16	17	18	19	20	21	22	23
	10303091146	已簽收	Eurodin 2 mg/tab (Esta	1 (tab)	PO	PRNHS	0	1	2	3	4	5	6	7	8	9	10	11
	10303162359	1253	if insonmia(第一次使用)				12	13	14	15	16	17	18	19	20	21	22	23
	10303101013		Terazosin 2mg/tab	1 (tab)	PO	ST	0	1	2	3	4	5	6	7	8	9	10	11
	10303101013		(上次 2014/3/10 下午 12:35:00 給藥)				12	13	14	15	16	17	18	19	20	21	22	23

圖5-2-8　條碼輔助給藥安全查核系統 (Bar Code Medication Administration, BCMA)

5-3

藥品醫囑
警示與稽核

文 ——— **葉晶晶**
臺北慈濟醫院藥學部

　　用藥安全從開藥源頭就須把關，才能避免後續不適當處方，常見不適當處方類型例如藥品品項或劑型錯誤、用法用量不適當、可能發生交互作用、藥品重複等，皆針對個別狀況，利用系統事先防範。

　　為提升病人用藥安全，臺北慈濟醫院採用電腦化醫師醫令輸入系統(Computerized Physician Order Entry System, CPOE)開立處方，以防止錯誤用藥或不適當。

　　醫囑系統防錯機制如：防止處方輸入錯誤設計、醫令用藥安全警示、資訊查詢功能、高警訊藥品管理。

一、防止處方輸入錯誤設計

過去醫療機構常以藥品代碼來開立處方，曾發生過代碼輸錯導致藥品開錯的新聞事件。對醫師而言，藥品代碼並不具有識別性，需要特別記憶個別藥品的代碼，容易輸入錯誤。臺北慈院醫令系統不以藥品代碼開立處方，處方時可輸入藥品商品名(現有、換廠前及常用商品名)或學名，藥品換廠而商品名改變時，醫師不需要重新記憶新商品名。

輸入藥名時，系統根據輸入的英文字，自動篩選出相符合的藥品，呈現內容包含：商品名、學名、規格及劑型等。有些藥品的藥名相似，作用卻完全不同(例：止血藥Trand和降血壓藥Trandate)，也有些藥品因臨床需求，同時備有相同成分，不同劑量規格或劑型的藥品，易因選取順序相鄰而選錯藥品。為避免藥名相似而選錯品項，藥名提示適應症、特性、大小劑量或長、短效等參考資訊。針對院內同時備有同成分，不同給藥途徑(劑型)的

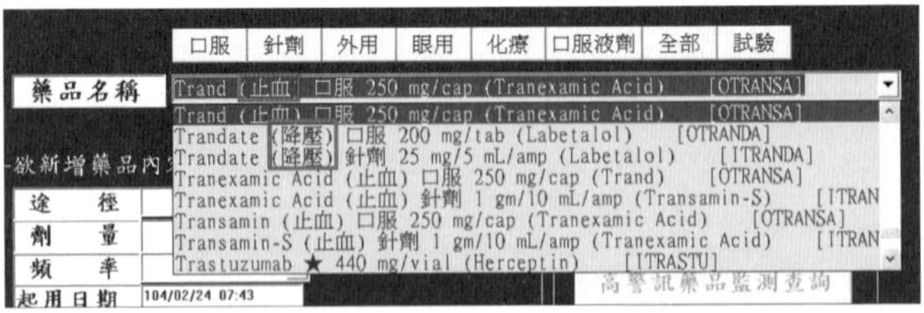

圖5-3-1　醫囑開立時，可依劑型初步篩選，藥名類似時加上中文說明，增加辨識度

藥品，處方時可先選擇「藥品劑型篩選鈕」，再輸入藥名，即可避免選錯藥品劑型(圖5-3-1)。

　　院內藥品皆設定常用的途徑、劑量、頻率，醫師輸入藥品名後按enter鍵，系統會自動帶出預先設定的劑量、途徑，可直接按enter鍵開立或依病人狀況調整用法。預設藥品用法後大部份醫囑不需要手動輸入醫令，以減少輸入錯誤的機會。

醫令用藥安全警示

　　醫囑輸入完成存檔時，系統會根據病人的疾病、用藥進行個別化用藥稽核，並提供相關資訊，可輔助醫師做正確適當的用藥決策。依藥品特性、病人狀態、特殊藥品設置醫囑稽核功能。

藥品特性

極量警示：處方的單次或單日總劑量超過最大單次或單日劑量時，警示框提醒醫師。

途徑、頻率警示：處方開立途徑或頻率不適當時，有警示功能。

特殊注意事項：個別藥品有特殊需監測或注意事項，開立藥品時提供醫師相關資訊。

重複用藥及交互作用：病人可能會在不同的時間就診不同專科，開立處方時，自動稽核處方有效日期內所有藥品是否發生重複用藥及交互作用。

病人狀態

依病人生理或疾病狀態稽核用藥合理性，以確保醫囑開立適當的用藥給病人。

藥品過敏史：病人第一次至臺北慈院就醫時，系統強制輸入過敏／不良反應史。處方時主動稽核警示過敏藥品，嚴重過敏案例系統管控不可開立同成分藥品(圖5-3-2)。

藥品不良反應史：開立不良反應史藥品時主動提示，並有不良反應症狀供醫師參考。

醫療器材過敏／不良反應史：醫囑系統可記錄醫材過敏／不良反應史，系統主動稽核警示醫材過敏／不良反應史，嚴重過敏案件系統可以管控不可再開立。

管灌病人開立不適合磨粉藥品警示：部分藥品有特殊的劑型設

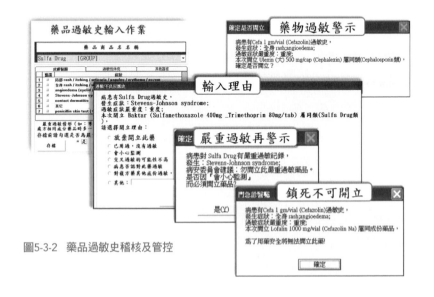

圖5-3-2　藥品過敏史稽核及管控

計，不適合磨粉。為維持管灌病人的用藥療效及安全性，管灌病人開立處方時稽核藥品是否合適，並提供不適合從鼻胃管投與的原因。

腎功能不全病人藥品合理劑量警示：醫囑開立需依腎功能調整劑量之藥品時，系統自動稽核病人的腎功能及劑量合理性，藥品用法與文獻建議不符合時主動提供合適的劑量(圖5-3-3)。

小兒極量警示：處方時依小兒的體重及年齡自動稽核劑量開立的

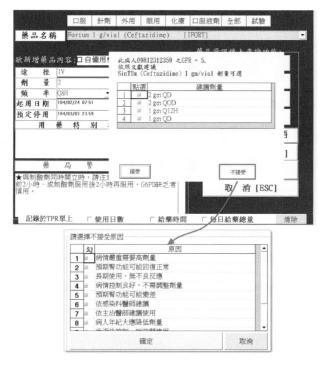

圖5-3-3　腎功能不全病人藥品合理劑量警示

合理性。為獲得即時體重資訊,門診就醫時強制輸入體重,住院除了開藥前需輸入體重,7日後開立需稽核體重之藥品時,需再次更新體重。

用藥年齡限制稽核警示:部分藥品不建議使用於特定年齡層的病人,處方時系統自動稽核病人的年齡是否適合使用此藥。(圖5-3-4)

小兒常用藥警示:部份藥品為小兒專用藥或小兒常用的劑型(例如糖漿劑),12歲以上病人開到小兒常用藥時提醒醫師確認處方。

懷孕用藥安全稽核警示:設有『懷孕用藥級數』檢查鈕,系統稽核本次有無開立懷孕分級X或D級的藥品。懷孕相關之診斷或檢查處置時,於同一天有開立懷孕分級X、D級的西藥或孕婦禁用、忌用的中藥時以警示窗提醒醫師。

尚在用藥明細檢查:醫囑可以檢查病人目前使用中的藥品清單,供醫師處方用藥參考。

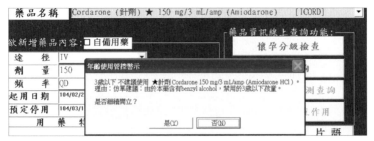

圖5-3-4 用藥年齡限制稽核警示

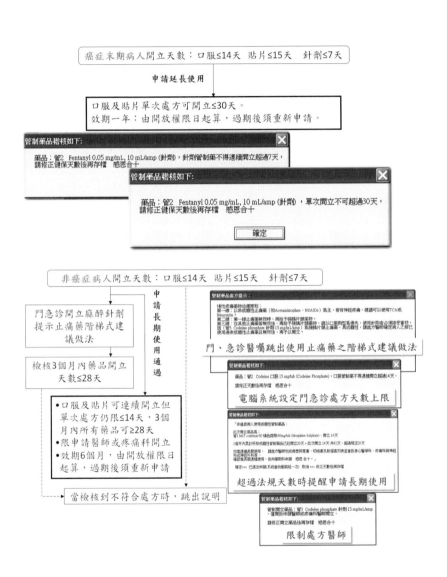

圖5-3-5　癌症(上)、非癌症(下)病人處方成癮性麻醉止痛藥之稽核流程

特殊藥品稽核

藥品與診斷配合檢查：門急診病人處方開立口服降血糖藥時，系統自動稽核此病人是否有糖尿病相關診斷。

成癮性麻醉藥處方管控：為確保合理使用成癮性麻醉藥品，依法規建置資訊系統線上稽核管控機制(圖5-3-5)。

化學治療注射劑：專用處方開立系統，以標準化處方開立藥品。系統強制輸入身高、體重，並自動計算體表面積，有用藥安全稽核警示，詳見下篇第四節「化學治療」段。

全靜脈營養注射劑(TPN)：專用處方開立系統，以標準化處方開立藥品。預設6種標準化TPN處方，系統自動計算熱量及各成份含量。系統自動計算藥品滲透壓並稽核處方途徑正確性。開立TPN處方時，稽核提示標準添加物(複方維生素、微量元素、高警訊藥等添加物的劑量合適性(圖5-3-6)。

藥品停用警示：醫師欲開立已停用藥品時，提示該藥品停用原因，並主動提供替代藥品及用法。

資訊查詢功能

電子病歷可查詢病人在慈濟醫療體系之完整就醫治療資訊，可協助醫師完整評估病人。醫囑系統可直接線上查詢藥品資訊、外觀，可下載藥品仿單、用藥指導單張，方便醫師查詢藥品資訊及衛教病人。

醫囑系統藥品稽核資訊愈豐富，防止可避免之錯誤的機率就
愈高，也更能為民眾用藥安全把關。

高警訊藥品管理

　　所謂高警訊藥(或高危險藥)是指使用不當時可能會導致病人
明顯傷害或重大危險性的藥品，國際間針對此類藥品皆予以高度
重視，不僅在藥品管理本身須從加註警示、分區儲放落實做到之
外，開立處方時、給藥確認時亦皆格外需要審慎以待。

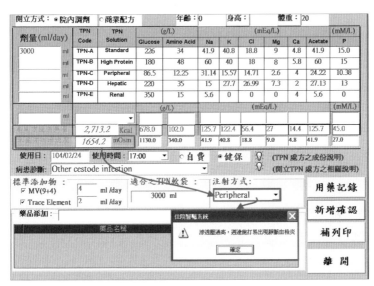

圖5-3-6　臺北慈院TPN處方開立之稽核警示內容

為了確保病人用藥安全，臺北慈濟醫院運用資訊技術從處方、調劑、給藥、到病人使用，設置防錯機制。

高警訊藥品清單：參考美國ISMP (Institute For Safe Medication Practices)公布之ISMP's List of High-Alert Medications建議的高警訊藥品類別，評估藥品品項及嚴重度後訂定高警訊藥品清單。當院內新進藥品開檔使用之前，依上述原則評估是否為高警訊藥品，建置藥品資訊，確保醫療人員即時獲得最新資訊。

辨識高警訊藥品：在處方開立畫面、處方箋、藥袋、給藥紀錄單上皆以「★」加註標示，提醒醫療人員在處方、調劑及給藥時需特別注意。

處方提示：處方時除了極量等用藥安全稽核警示功能之外，主動提供高警訊藥品的稀釋濃度、給藥速度、禁忌症、監測項目等資訊。處方醫令系統設有「高警訊藥品監測查詢」功能，提供相關的高警訊藥品可能發生的問題及預防對策、病人監測項目，供醫師治療監測參考(圖5-3-7)。

藥師調劑：處方時藥局同步列印同處方內容之藥箋，除了病人基本資料及處方資訊，另有診斷、肝腎功能異常檢驗值、藥品過敏／不良反應史、鼻胃管灌食、超過最大劑量、用藥年齡限制、懷孕不適用藥品等資訊，方便藥師調劑時評估用藥合適性，有疑義時可即刻電聯醫師，必要時修改。

護理給藥：高警訊藥品藥袋上有列印給藥注意事項，供護理師給藥參考。護理師以護理床邊給藥系統(Bar code medication administration, BCMA)給藥，讀取藥袋條碼後顯示藥品外觀圖片，方便核對藥品正確性。給藥系統可直接查詢藥品用法、副作用、監測項目、針劑溶解稀釋施打條件、注意事項及仿單等資訊。國內已有醫院利用資訊系統針對高警訊藥品給藥及監測有更完整的做法：護理師給藥前資訊系統自動提示該藥品相關注意事項及病人最後一次與藥品相關的檢驗結果。投與藥品一小時後，系統自動詢問使用後是否發生副作用，發生副作用時系統主動會診醫師及藥師(賴湘芬等人，2013)。

病人用藥：藥袋上印有32項資訊(包含用法圖示、外觀描述)及藥

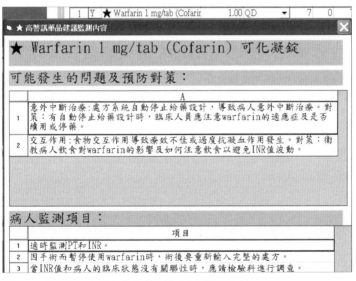

圖5-3-7　醫囑提示高警訊藥品應監測項目供醫師參考

袋二維條碼，可提供完整的藥品資訊，藥袋上有列印高警訊藥品的副作用、注意事項、禁忌症、發生副作用之處理方法、保存方式等資訊。病人可使用院內整合式藥品查詢機查詢高警訊藥品資訊、列印用藥紀錄卡及藥品用藥指導卡，觀賞多媒體影音衛教影片。也可使用二維條碼互動式查詢下載藥品衛教資訊。

　　高警訊藥品的管理，除了藥品資訊建置上必須提供醫療人員足夠資訊之外，醫囑端、護理端仍有許多細節，包括適應症、用法用量、監測項目、有無出現副作用等，皆必須格外留意。

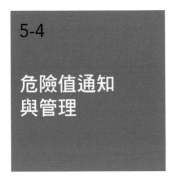

文 ——— **蘇正川**
　　　　大林慈濟醫院臨床病理科

曾志恩
解剖病理科

　　根據美、英、澳等各國所做的醫療不良事件發生頻率的調查
研究發現,醫療不良事件發生的比率約在2.9%~16.6%之間,平均
約為10%(衛福部病人安全資訊網)。另參考美國醫療機構評鑑聯合
會(The Joint Commission, TJC),在2002年的報告指出有15%的檢
驗結果延遲造成治療的延誤(Sentinel Event Alert 26, 2002)。同研
究亦指出,42%醫療機構認為病人危急資訊提供的有效性,是病
人被延遲治療的相關因素。因此醫療訊息之傳遞與記錄的速度、
正確性及有效性是病人安全的重要議題。

　　2008年至2009年,財團法人醫院評鑑暨醫療品質策進會(簡

稱醫策會)即將「提升醫療照護人員間溝通的有效性」訂為年度目標之一。旨在落實醫療照護人員間醫囑或訊息傳遞的正確性與有效性。該目標的建議作法包含「檢驗部門應就危險值及重大異常結果之檢驗報告，及時通知醫師，並確保資訊能正確、迅速送達，以避免延遲處置或治療。」

利用資訊系統提升檢驗效率

監控檢體的傳送與簽收時間

為了達到以上目標，首先輸送人員必須快速且正確的將檢體及檢驗單從病房送達檢驗室，檢驗室必須正確無誤的接收及簽收檢體及檢驗單，檢體必須快速且正確的檢測出來，檢測出來的結果必須正確無誤的上傳至資訊系統供醫師查閱，為了降低檢體傳送、接收及簽收的錯誤機率並監控每一部分的時間，大林慈濟醫院發展出了一套檢體條碼系統，輸送人員在送檢體之前必須先用條碼機刷病人檢體、檢驗單及輸送人員識別證上的條碼，以確認病人的檢體及檢驗單是吻合無誤，此時電腦會自動記錄何人收檢、何時收檢。輸送人員將檢體及檢驗單送達臨床病理科後，醫檢師會當面用條碼機刷病人檢體、檢驗單及醫檢師識別證上的條碼，此時電腦會自動記錄何人簽收、何時簽收。

臨床病理科長久以來會在每個月的科內品保會議上監控「傳送時間」，這裡所謂的「傳送時間」，是從醫師開立檢驗處方至檢

體送達至臨床病理科醫檢師完成簽收的時間,「傳送時間」若有異常,會反應給相關人員參考,以便探討發生的原因並力求改善。

採用檢體條碼簽收系統來簽收檢體,可更精確的知道,輸送人員從病房收取每支檢體至送達臨床病理科所耗的時間,因此自2013年3月啟用此系統後,每個月的科內品保會議上便多監控了一個品質指標,也就是30分鐘內輸送人員從護理站收取檢體送到臨床病理科完成簽收完成的比率,若此指標有異常,將反應給總務室參考,以便探討發生的原因並力求改善。

監控檢體的檢測時間

每個急診類的檢驗項目都會訂定出「實驗室內時間(intralab time, ILT)達成率」,例如急診血中氣體分析(blood gas) ILT 20分鐘內的達成率要大於等於97%,並在臨床病理科每個月的科內品保會議上追蹤此一指標,也就是會監控急診檢體進到臨床病理科從簽收至檢驗報告出來的時間(如下圖5-4-1),若此指標有異常,必須探

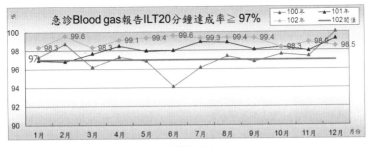

圖5-4-1 急診blood gas報告ILT20分鐘達成率

發生原因並力求改善。

　　資訊系統監控每個檢驗項目的檢測時間，不管是住院、門診或者是急診，檢驗項目若超出預先所設定好的時間報告仍未發出，電腦會有警示，以提醒醫檢師儘速處理。

　　除此之外，每個月的科內品保會議上，也會追蹤各個急診檢驗項目超過閾值1.5倍的所有個案，例如急診血中氣體分析(blood gas)的ILT閾值是20分鐘，若超過30分鐘，該股股長就必須在品保會議上報告各項發生的原因(圖5-4-2)，以力求改善，預防再發生。

監控檢驗報告出來的時間

　　「傳送時間」加上「實驗室內時間(intralab time, ILT)」就是所謂的「周轉時間(turnaround time, TAT)」，也就是從醫師開立檢驗處方至檢驗報告出來的時間，這裡面包含了採檢時間、送檢時間及檢體檢測的時間(實驗室內時間，ILT)。針對急診檢驗，設定了在特定的TAT內的達成率，並在每個月的科內品保會議上追蹤此一品質指標(圖5-4-3)。若TAT延長，ILT正常，送檢時間也正常，這表示問題就是出在採檢時間，將此現象反應給臨床醫護人員參考，就可以針對問題去探討原因，去檢討改善。

檢體編號	病歷號	姓名	確認時間	確認者	報告時間	超時原因
102E068703	Q20■■■■	■機	10212111806	■■	34	gas做完忘記發，等BCS報告出來才一起發
102E071725	Q10■■■■	■興	10212222243	■■	55	上CO QC與檢體都出現error，進行故障排除

圖5-4-2　急診檢驗項目超過閾值個案統計表

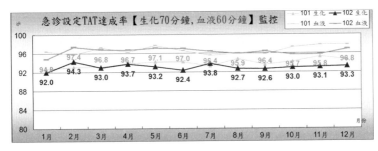

圖5-4-3　急診設定TAT達成率統計表

利用資訊系統提升病患檢驗作業品質

提升檢體簽收的正確率

目前臨床病理科醫檢師執行簽收時，乃利用條碼系統簽收，可避免檢驗單與檢體不同人的情形發生，以提升檢體簽收的正確率，且不同的檢體類別，檢驗系統會呈現不同顯色，以降低簽收錯誤的機率。

降低發出錯誤報告的機率

經由同儕的學習、每個月科內品保會議的討論，以及每件異常事件的檢討，持續努力靠資訊系統建立起一些防呆機制，攔截一些錯誤或離譜的報告，例如：

Limit check：超出生理可接受範圍之檢驗報告無法確認(圖5-4-4)。

Delta check：當次檢驗報告可與上次報告比較後再確認。

Pattern check：驗證輸入報告格式是否符合報告欄位需求，例如數字或英文字；血型報告欄位不接受數字的輸入。

Consistency check：偵測比對與先前輸入資料不一致的錯誤，血型輸入與上次紀錄不同時會有警示功能。

Computed check：驗證輸入值是否與其它值有一定的數學

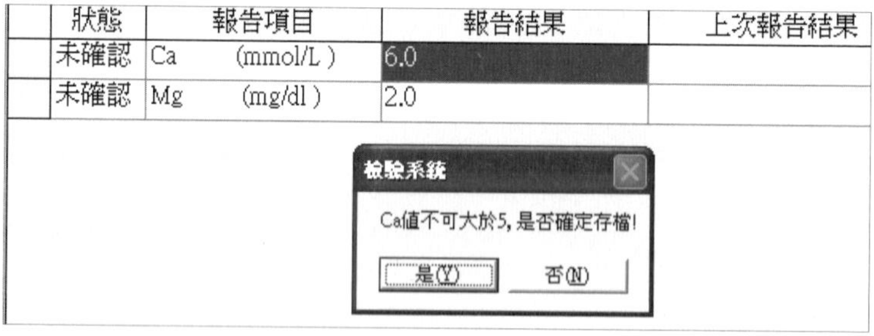

	狀態	報告項目		報告結果	上次報告結果
	未確認	Ca	(mmol/L)	6.0	
	未確認	Mg	(mg/dl)	2.0	

檢驗系統

Ca值不可大於5，是否確定存檔！

是(Y)　　否(N)

圖5-4-4　超出生理可接受範圍之檢驗報告警示畫面

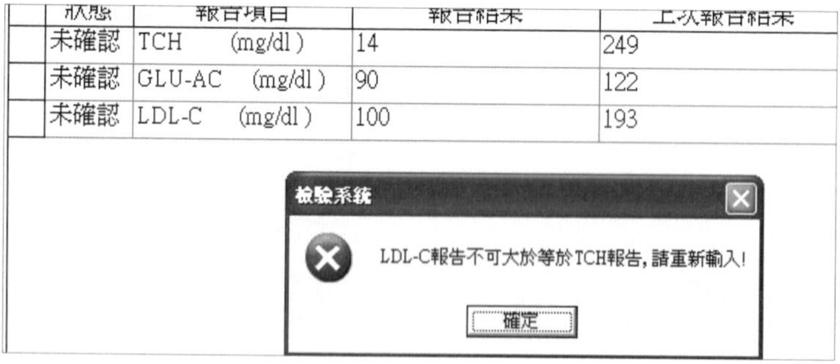

	狀態	報告項目		報告結果	上次報告結果
	未確認	TCH	(mg/dl)	14	249
	未確認	GLU-AC	(mg/dl)	90	122
	未確認	LDL-C	(mg/dl)	100	193

檢驗系統

LDL-C報告不可大於等於TCH報告，請重新輸入！

確定

圖5-4-5　超出生理可接受範圍警示畫面

式關係,例如白血球分類總和應為100、低密度膽固醇(LDL-C)不可大於總膽固醇(TCH)(圖5-4-5)。

儀器端異常檢驗報告無法傳入檢驗資訊系統:如空白報告,即使醫檢師誤按了確認鍵,報告也不會送出。

即時傳送危險值或重大異常結果給醫療照護人員

所謂的危險值(panic value),就是此檢測結果顯示病人有兩種狀況:

1. 病人已處在極端危險中,必需要馬上接受處理,否則會有立即的生命危險,如病人血中的鉀離子檢測結果超過6.5 mmol/L,或從無菌區如腦脊髓液中培養出細菌。

2. 病人雖沒有立即的生命危險,但會導致傳染病擴散,如從病人的痰中培養出結核桿菌,在此狀況下,病人必須接受負壓隔離。

所謂的重大的異常結果(warning value),就是此檢測結果顯示,病人已處在重大狀況中,雖不馬上處理病人還不致於有立即的生命危險,但若遲遲不處理,仍有可能危及生命,如病理切片檢查的結果是惡性腫瘤。

醫檢師檢測了一個檢體,若出來的結果超出了危險值,醫檢師會先確認品管有無問題,品管確認沒問題後,會再確認檢體有無問題,都沒問題後,醫檢師會再重測一次,若結果還是類似,醫檢師才會將報告確認出去,醫檢師按下檢驗系統的確認鍵時,

資訊系統同時會發一通簡訊到臨床照護的醫師的手機(圖5-4-6)，該位醫檢師同時也會打電話通知該位臨床醫師，雙管齊下，以防有任何閃失，臨床醫師便可據以做立即、妥善的處置。

人工查核資訊系統上傳報告是否正確

畢竟資訊系統並非萬能，並非萬無一失，臨床病理科醫檢師每週會從檢驗資訊系統(laboratory information system, LIS)列印出紙本檢驗報告並與醫院資訊系統(hospital information system, HIS)系統所呈現之檢驗報告電腦畫面核對，以抽查報告從檢驗資訊系統傳輸至醫院資訊系統，是否完全正確無誤，並作成記錄，股長每月審查，技術主任及科主任每半年審查一次。

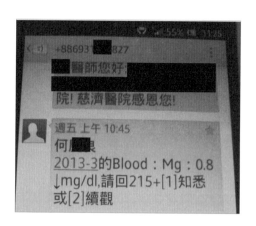

圖5-4-6　手機簡訊異常值通知

監控危險值或重大的異常結果通報率

　　以大林慈濟醫院臨床病理科為例，每個月的科內品保會議上會追蹤、監控危險值簡訊發送的成功率(圖5-4-7)。另亦利用資訊系統監控危險值或重大的異常結果的回覆率與處置率。每個月追蹤、監控30分鐘內、30分鐘至1小時、1小時至2小時、2小時至3小時、3小時至4小時，以及4小時以上的回覆率及處置率，以作為改善的依據。

利用資訊系統提升外科病理作業品質

　　外科病理檢體指的是從病人身上切片或手術下來的組織，經處理後做成切片玻片，再由解剖病理醫師於顯微鏡下做診斷後簽發病理報告，臨床醫師再依此病理報告為病人做適合的治療。

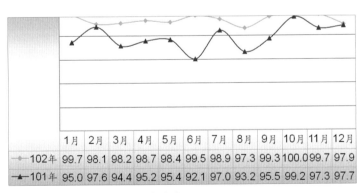

	1月	2月	3月	4月	5月	6月	7月	8月	9月	10月	11月	12月
102年	99.7	98.1	98.2	98.7	98.4	99.5	98.9	97.3	99.3	100.0	99.7	97.9
101年	95.0	97.6	94.4	95.2	95.4	92.1	97.0	93.2	95.5	99.2	97.3	97.7

圖5-4-7　危險值簡訊傳送成功率統計

在從最初採檢至最後採檢醫師獲知病理診斷報告的過程，偶而會有流程不順暢發生。在臺灣每年都有幾件這類的醫療糾紛，尤其是惡性診斷的個案。病人切片後未按時回診，而採檢醫師在繁忙工作下無暇或忘記查閱病理報告，等半年或更久後，病人回診才發現之前切片的惡性報告，如此已造成癌症的延誤治療，而衍生糾紛。

為避免這種不良事件的發生，改善的做法之一是多印一份紙本報告放置採檢醫師個人信箱，甚或請採檢醫師接到報告後簽名，以確保採檢醫師真正知悉惡性報告。這種方式或可降低此類不良事件發生，但很耗費醫院人力，在這資訊化的時代有沒有使用資訊輔助此類報告通報的作業可能？答案是肯定的。以下介紹大林慈濟醫院自西元2000年啟業以來，使用電腦輔助外科病理病理危險值通報作業模式和學習過程供大家參考。

外科病理危險值的範圍及用意

就臨床醫師與病人的立場而言，那些病理診斷報告是必須通報知悉的？整體而言，不外乎下列三類報告(或稱外科病理陽性報告或外科病理危險值)：

1.惡性報告。

2.診斷為傳染性疾病須通報衛生主管單位的個案，如肺結核、阿米巴感染等。

3.須追蹤的個案，例如前癌性病變等。在大林慈濟醫院，這些必

須通報的個案約占所有外科檢體量的10~15%，其中85%為屬於惡性的個案。

通報的用意可分積極面及消極面。積極面而言，是希望病人能適時獲得適當的治療，而消極面是當發生如上所述之不良事件時，能釐清責任的歸屬。簡而言之，若通報未完成，採檢醫師未接獲危險值通知，則責任應屬簽發報告的病理醫師，而若通報已完成，但採檢醫師未連絡並告知病人陽性病理報告結果，則責任歸屬自然是採檢醫師。

電腦輔助外科病理陽性通報的設計

電腦輔助外科病理的作業流程可以是全面性的，分成下面四大步驟。

步驟一： 自病人身上採檢至將檢體及病理申請單送至解剖病理實驗室。

步驟二： 從病理實驗室收到檢體至病理醫師簽發出病理報告。

步驟三： 電腦自動轉檔將陽性病理報告由HIS作業系統轉送採檢醫師電子郵件信箱。

步驟四： 被通知的採檢醫師打開電子郵件閱讀，此打開電子郵件之動作會令電腦自動回傳採檢醫師已知報告的回條訊息給解剖病理實驗室。

電腦輔助外科病理的作業流程圖示(圖5-4-8)，而外科病理陽性

報告通報作業主要在此作業流程之第三和第四步驟。

電腦自動轉檔的作業流程及補救措施

電腦自動轉檔作業是開發一種電腦程式使其每隔一定時間，即自動掃描，將偵測到之陽性病理報告，由病理作業HIS系統轉經虛擬電子郵局，再送至醫院的醫師電子郵件信箱。如此可能發生兩種情況，其一，自動轉傳成功，其二，自動轉傳失敗。

一個好的電腦程式其轉傳成功率，理想上應是100%。但實際運作上應不存在不會當機的電腦或電腦程式。為避免發生轉傳失敗造成不良事件的發生，每天早上8點必須列印從電腦中列出轉傳失敗的個案訊息，通知程式管理員修正程式並列印轉傳失敗個案，請採檢醫師親自簽名以達到確實通報的目的。

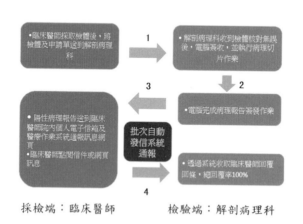

圖5-4-8　電腦輔助外科病理的作業流程圖

電腦自動傳送成功但開單醫師未於時限內回覆知悉報告的病例，另列印出報告發出日期、病患名單、基本資料、檢體位置及診斷，由開單醫師親自簽名。

採檢醫師回報已知陽性報告之作業流程、補救措施及改善方式

電腦自動轉檔陽性病理報告至採檢醫師電子郵件信箱後120小時內(即5個日曆天)，採檢醫師必須打開電子信件閱讀，若採檢醫師執行閱讀陽性報告通知郵件，電腦會自動回傳採檢醫師已知報告回條給病理實驗室信箱；若採檢醫師未執行此動作，則120小時後列印未閱讀電子郵件個案清單，請採檢醫師親自簽名。

這是較困難完成的一個步驟，每年統計約85%陽性通報個案使用電子回傳作業，另有15%超過120小時仍未回傳，究其原因最主要是採檢醫師未看電子郵件。原因細分多數為採檢醫師不習慣每日收看電子郵件信箱、出國度假或外訓等。長期觀察發現要改變臨床醫師每日看電郵信箱的習慣有其困難。

改善此步驟的方法是，將陽性通報方式修正成雙軌制，即將陽性病理報告同時電腦自動轉送電郵信箱及電腦HIS系統開機畫面。只要打開個人HIS作業系統畫面即自動呈現醫師個人之陽性通報個案一覽表，如此雙管齊下，可將自動電子回傳作業比率由85%提高到>97%，大大減少人工補救措施之人力浪費。

有效的運用資訊系統，確實可以透過監控檢體的傳送與簽收時間、檢體的檢測時間及檢驗報告出來的時間以提升檢驗效率。

並可透過資訊系統提升檢體簽收的正確率、降低發出錯誤報告的機率，以及即時傳送危險值或重大的異常結果給醫療照護人員，可促使醫療照護人員儘速處置危急或重大異常的病人，以提高病患安全。利用電腦資訊輔助外科病理陽性個案通報是可行的，不僅可減少人力之浪費和使用紙張之浪費，更可達到確實通報知悉的目的，並可釐清不良事件發生後之責任歸屬問題，進而提升病人服務之安全和品質。不過，畢竟資訊系統並非萬無一失，還是要靠人力去監控，萬一資訊系統出狀況，能夠及時補救。

輸血安全管理

文 ——— **蘇正川、李奇聰**
大林慈濟醫院 臨床病理科

　　輸血作業是由醫院不同部門共同完成的醫療行為，參與的人員包括醫師、醫檢師、護理人員與輸送人員。而整個輸血作業鏈主要區分為輸血前備血、輸血前檢驗、血品輸送與輸血作業等四大流程。其中，除了輸血前檢驗流程是在血庫內完成外，其餘各流程幾乎都在血庫以外的單位執行。在複雜的流程與多元的參與人員所共同形成的輸血流程中，如果只有依賴人員教育訓練、標準作業規範與團隊互相支援的默契，這樣的輸血安全有著相當大的風險。而利用資訊系統正是降低輸血異常事件的一大利器。

一、輸血安全

　　輸血作業中，每1.6萬次就會出現一次異常事件，因ABO血型不符導致輸錯血異常事件則為每3.8萬~10萬件輸血中就會出現一次，不正確的血液成分輸注導致病人死亡的案例則為每150~180萬次輸血中就會出現一次(Linden et al., 2000; Stainsby et al., 2005)。

　　在輸血異常事件中，輸錯病人是最常見的，也是最嚴重的傷害(Murphy et al., 2004)。這樣的異常大部分是因為抽血(11~13%)與輸血(38~43%)時病人身分辨識錯誤所造成的(David et al., 2001; Linden et al., 2000)。輸血前檢驗之檢體採自錯誤病人的機率介於1:467~1:5555(Murphy et al., 2011)，而依據英國嚴重輸血意外(Serious Hazards of Transfusion, SHOT)機構資料顯示，中位率(median rate)大約為1:2000。在輸血死亡案例中，ABO血型不符高達51% (David et al., 2001)，這樣的錯誤事件是整個輸血作業鏈失效所造成的結果。

　　依據2010至2012年臺灣病人安全通報系統(Taiwan Patient Safety Reporting System, TPR)資料顯示，輸備血發生錯誤之原因以備血錯誤、輸血錯誤及傳送錯誤為主，而血型檢驗錯誤最少。資料分析，造成錯誤事件當中以人為因素最高，其次為工作狀態與流程設計(系統因素)。在輸血異常事件分析後，預防方法有高達71.7%為加強人員教育訓練。從2010年輸血異常事件佔總通報件數之498件(1.05%)、2011年為475件(0.85%)，到2012年的498件

(0.81%)的數據顯示，這樣的預防措施成效應該還有進步的空間。

二、資訊應用於輸血安全管理

在輸血作業鏈的各個關鍵流程中，應用條碼與資訊系統可以提升輸血安全的把關作業。輸血流程與各關鍵點運用條碼或資訊系統把關之方式如圖(圖5-5-1)所示。詳細細節分述如下。

病人辨識資訊系統–病人辨識與檢體採集作業(輸血前備血)

住院前病人手圈均以條碼標示身分。當醫師自醫囑資訊系統申請備血醫囑 (檢驗ABO血型、抗體篩檢與預備血品)後，護理人

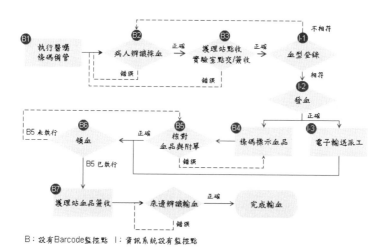

圖5-5-1　輸血條碼暨資訊安全系統

員至護囑資訊系統執行備血，產生條碼後黏貼於試管上。護理人員至病床邊先以職員證上條碼資料確認採血者身分，再以備血試管與病人手圈上之條碼執行病人身分辨識，正確無誤後再進行檢體採集的作業。

護理站檢體點收系統(輸血前備血)

　　送檢人員至護理站以檢體上之條碼至資訊系統上點收輸血前試驗檢體。當採檢時未完成條碼辨識試管與病人身分時，點收作業會以異常訊息警示收檢人員並限制檢體點收(圖5-5-2)。

實驗室檢體點交系統(輸血前備血)

　　送檢人員將檢體送至血庫後，於實驗室檢體點交系統上以檢體條碼完成點交，醫檢師再於系統以條碼完成簽收。另外，透過病人辨識與檢體採集作業(病人辨識資訊系統)，可追蹤檢體採集

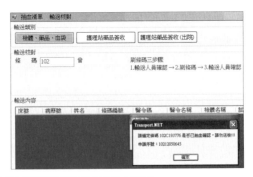

圖5-5-2　未完成條碼辨識試管與病人身分之警示

後送至實驗室的時間是否超過90分鐘未簽收，以便主動提醒病人備血時效延遲並加以改善。

血庫資訊系統-血型報告登錄作業(輸血前檢驗)

病人歷史血型報告與自述血型(若是第一次備血)記載於血庫資訊系統中，當次完成之ABO血型報告輸入系統時，可經由血庫資訊系統自動比對，若血型不相合時，系統會立即警示提醒。

血庫資訊系統–發血作業(輸血前檢驗)

核發血品時，血庫資訊系統可比對血品與病人間血型的一致性、所發血品種類與數量是否與醫囑一致(圖5-5-3)。發血後，系統會自動列印血袋黏貼用條碼標籤與具條碼之輸血袋附單。條碼標籤黏貼至血袋後，醫檢師需再以條碼機執行三讀五對，即確認輸血袋附單與血品上條碼的病人資料是否一致。當有異常時，資訊

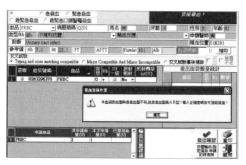

圖5-5-3　核發血品之血型與病人血型不符時之警示

系統會呈現異常訊息警示，當符合時才完成發血作業，此一步驟為取代傳統人工三讀五對之辨識作業，以降低人為疏失。

輸送核對資訊系統–領血作業(領血與輸送)

輸送人員至血庫領血時，需先於資訊系統以條碼機讀取職員證條碼，執行領血人員身分登錄。領血時，以條碼機讀取欲領取血品之輸血袋附單。若發血作業之三讀五對未完成時，系統會強制領血作業無法完成，以防止領錯血(圖5-5-4)。

血袋追蹤資訊系統–輸血單位簽收作業(領血與輸送)

輸送人員將血品送抵輸血單位時，需至血袋追蹤系統以條碼登錄送血人員與到站血品資訊。登錄後，領血單位人員亦需以條碼登錄領血人員與簽收血品資訊。

透過領血作業(輸送核對資訊系統)與輸血單位簽收作業(血袋追蹤資訊系統) 所產生之電子時間紀錄，血庫便可正確監控血品

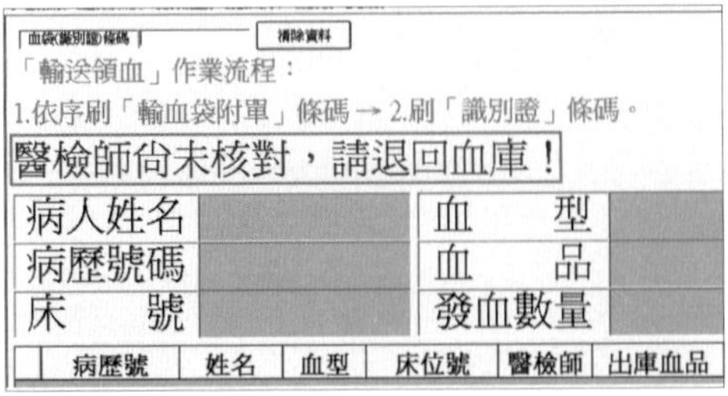

圖5-5-4　輸送人員領血時，醫檢師未執行三讀五對異常之警示

運送時效，於輸血管理委員會定期討論與改善。

實施效果

　　整個輸血作業資訊系統上線後，在輸血前檢驗作業中，5.4萬件血型檢驗之錯誤率為0；6.6萬件發血次數中，僅發生1件血小板發血數量錯誤，並未發生血品種類或血袋附單錯置。在血品輸送時效監控方面，30分鐘內送抵輸血單位的達成率達99.9%以上。

　　在輸血流程中，正確的辨識每個環節中病人的資訊是非常重要的步驟，使用條碼系統能有效改善經由人員逐字確認病人資訊的流程。在本院實施後，確實大幅減少各環節出錯的機會，大大地提升了輸血的安全性。若僅依賴人員教育訓練，對於提升病人輸血安全並非長久之計，以條碼與資訊系統的「防呆機制」才能有效杜絕人為因素所導致的輸血異常事件。

　　大林慈濟醫院輸血辨識系統於輸血流程中提供了四個主要的條碼監控點，分別於病人手圈、輸血前檢體、血品與附單、領血與送血。另有兩個資訊系統監控點，血型確認，以及欲發血品之血型、種類與數量確認。在發血作業中，以條碼執行三讀五對，不僅降低血庫醫檢師的工作量與發生錯誤的機率，更提升了工作效率與落實度。而系統於實驗室端增加輸血前檢體採集後大於90分鐘未簽收警示機制，藉此主動追蹤檢體以縮短病人輸血時效、提升輸血安全。

5-6

電子病歷
與病人安全

文 ——— **蔡俊榮**　　　　**陳星助**
　　　　慈濟醫療志業發展處資訊室　　花蓮慈濟醫院院長室

　　　　陳冠宇　　　　**邱聖豪**
　　　　花蓮慈濟醫院資訊室　　　花蓮慈濟醫院醫事室

　　醫療資訊科技的應用,從早期著重的財務會計管理之應用,發展到病歷電子化管理的應用,如以病人為中心之電子化健康紀錄(Electronic Health Records)或電子病歷紀錄的應用。由於電子病歷系統可即時提供醫護人員病人正確完整之病史資料,同時亦可提供診治照護過程相關病人安全之警示,有效降低醫療照護之錯失,提高病人就醫安全電子病歷系統已成為病患診療及健康照護所不可或缺之工具。

　　臺灣各醫療機構在政府推動補助下電子病歷作業已有顯著成效,慈濟醫療體系亦積極發展電子病歷作業,自行開發電子病

歷作業系統並上線推行以病人為中心之四大類電子病歷管理系統，於2009年醫療志業六家醫院全數通過ISO27001:2005認證，並於2010年全數通過衛生署電子病歷檢查。於2014年起將隨新版ISO27001：2013正式公告實施後，更新資訊安全系統。於2015年9月後，皆為ISO27001：2013認證。

病歷電子化具備記載清晰、查詢方便、傳輸容易、管理方便、節省紙張、不佔空間之優點，已成為必然之趨勢。花蓮慈濟醫院為提供臨床照護者更方便之資訊服務，更藉由病歷電子化資訊系統，各慈院院區資訊團隊與慈濟基金會總志業中心醫資室協同合作，自行開發了「慈濟醫療志業病歷電子書」。該電子書之設計理念，完全以病人為中心之資料庫規劃設計，並配合手機或平板電腦(Android or iOS)之規格，進行無線觸控之全新操作模式設計，整合HIS文字、影像PACS、儀器輸出TPR等資料合而為一，一目了然，方便一線臨床作業。該病歷電子書特別適用於急診行動巡房、交班系統參考引用、醫護人員行動巡房等行動醫療應用，大量節省臨床同仁查閱病歷的時間成本。

電子病歷與電子化病歷之定義與管理

一般民眾常認為電子病歷與電子化病歷是一樣的，都是以電子文件方式所製作及儲存之病歷稱為電子病歷，但其實兩者是有些許差異。

電子化病歷通常是指民眾於醫療機構就醫診療過程中所產出之病歷文件，是經由醫療資訊系統所產出之數位化病歷，這數位化之病歷儲存方式可為電子檔案方式如PDF、Word、XML、DICOM、HL7/CDAR2或自訂格式等不同格式檔案方式儲存於資訊儲存設備媒體中，亦可以資料庫紀錄檔方式儲存，而醫療機構通常會結合兩者方式儲存，便於後續病歷之查詢與管理。

依美國電子病歷學會所定義為：「關於個人終其一生的健康狀態及醫療照護之電子化資訊。電子病歷將取代紙本病歷成為所有符合臨床應用、行政管理、醫學教育、研究調查及其他合法需求的主要醫療資訊來源。」

簡言之電子病歷即為自動化的病歷；電子化的病歷或稱無紙化病歷，即是將紙本病歷的形式轉換成電子的媒體。我國電子病歷除了須經過電子化病歷處理過程外，亦須遵循政府所訂之醫療機構電子病歷製作及管理辦法為準則，必須含括管理措施、電子簽章及正確時戳紀錄。換言之，所謂電子病歷，就是將病人病歷以電子化方式製作、儲存與運用，採用電子簽章及時戳技術，除了包括醫師的診療記錄、護理人員的護理紀錄、檢驗檢查報告及影像等內容外，同時應具有安全管控程序，提供使用者完全與正確的資料、警示與提醒、臨床決策支援及可連結醫療知識網站等功能。

電子病歷系統規畫與設計實務

基於以上觀點，慈濟醫療志業著重於保障電子病歷機密性、完整性、可用性、鑑別性及不可否認性、可歸責性與合法性等六大要素。特分別説明如下：

機密性(Confidentiality)

　　為使電子病歷不可揭露給未經授權之人、個體，依照院方電子病歷管理委員會決議設計系統使用授權之管制畫面(圖5-6-1)。

　　電子病歷權限設定是依據院方電子病歷管理辦法之權限管制措施加以設定，將系統功能分類依使用者不同職務群組分隔不同等級存取權限，如：醫師可以產制、查閱電子病歷權限；病歷管理員可查閱、稽核、釋出電子病歷權限等，而對於敏感性之電子病歷(如愛滋病、家暴、性侵、特殊人士等)則須經過申請程序經權責主管核可後，才設定申請者限某時間內開放查閱權限，以保障病人隱私。

　　使用者登入帳號可採用一般帳號機制或使用醫事憑証卡認證

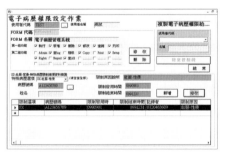

圖5-6-1　電子病歷權限設定作業

機制,同時系統強制限制密碼必須六碼以上,且具英數字混合之複雜度及採用加密處理方式以確保密碼之機密性,即使資訊人員也無從查知使用者密碼。另為強化使用者帳號密碼安全性,系統定期每六個月強迫使用者必須更新密碼,以避免密碼使用太久未更新之資安弱點。

對於電子病歷內容依照國際標準採用HL7/CDAR2格式,以XML儲存於專屬之電子病歷伺服器資料庫中,並將更進一步加密處理,確保電子病歷內容機密性,即使萬一被駭客擷取得,也無法窺伺內容,確保電子病歷內容隱私性。

完整性(Integrity)

為保護電子病歷之正確性(Accuracy)及完全性(Completeness)防止未經授權者任意竄改電子病歷,除了應用權限管控設計外,同時系統強制電子病歷一旦簽章確定後就不可再更改,若依業務因素醫師修改了前端HIS病歷,則必須重新電子簽章產生第二版電子病歷,同時保留第一版電子病歷,確保電子病歷完整性及可追溯性!(圖5-6-2)

可用性(Availability)

為保障電子病歷伺服器及資料庫可長久保持正常不中斷運作,結合醫療作業伺服器及電子病歷伺服器,規畫建置成多伺服器主機暨雙儲存設備之HA(High Availability)備援架構,更於異

地建置IDC(Integrate Data Center)異地備份備援虛擬電子病歷伺
服器(圖5-6-3)，以避免有單點故障造成系統服務中斷風險產生，資
訊機房內重要伺服器、核心網路設備或主要儲存設備故障，經由
HA機制，另一組相對應的設備會及時接替運作，使用者端不會有
察覺中斷服務之感覺，萬一院區機房伺服器整體失去機能(如天

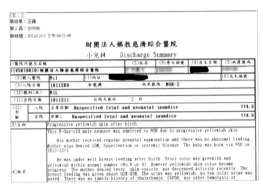

圖5-6-2　電子病歷內容 (含版本驗章結果等資訊)

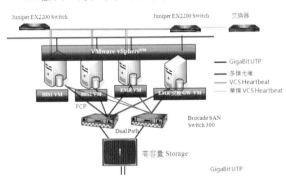

圖5-6-3　IDC異地備份備援虛擬主機架構示意圖

災),則IDC 機房可在短時間內提供重要關鍵系統之服務,以維持線上關鍵性營運運作。

鑑別性及不可否認性

醫師於醫療診治過程產出電子化病歷後,系統會自動轉化成電子病歷標準格式待醫師必須配合將醫事人員卡插入讀卡機中,

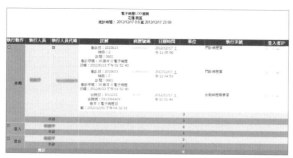

圖5-6-4　作業紀錄查核及作業紀錄查核報表

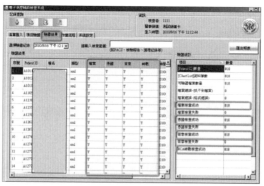

圖5-6-5　電子病歷格式檢查驗証通過

啟動電子簽章系統，系統則會定時以批次方式自動將該醫師所產出之病歷執行電子簽章作業暨時戳註記，有了電子簽章及時戳註記，系統可反向驗證電子病歷之有效性，即可鑑別電子病歷之產出者、產出時間及其病歷內容之有效性(未經他人竄改)，因此產出者醫師人員也無法否認該病歷相關資訊確實性。

可歸責性

除了電子簽章與時戳註記外，結合每一操作動作系統皆會留下紀錄(log)作為後續稽核資料之依據，萬一產生醫療爭議時，可從log紀錄中稽查事件過程紀錄，以鑑別爭議之歸責性，log紀錄內容包含使用者、使用時間、使用功能與內容等資訊(圖5-6-4)，從作業紀錄查核報表就可清楚查得相關作業歷史資料！

合法性

電子病歷管理系統是依據院內電子病歷管理辦法及國內醫療機構電子病歷製作及管理辦法而設計，推動四類電子病歷單張作業，皆依規定報備當地衛生局所，同時通過衛福部電子病歷檢查，確認電子病歷標準格式，且認可符合醫療機構電子病歷製作及管理辦法，經由衛福部所提供之驗證軟體進行電子病歷格式檢查驗證通過。(圖5-6-5)

以病人為中心的電子健康紀錄願景

　　醫療機構隨資訊網路及行動設備發展，提供更便民、更人性化之醫療資訊服務，在醫療診治照護過程全面資訊化作業，病歷採用電子文件方式處理如電子病歷，醫療服務也採用網際網路方式如雲端醫療，以提供以病人為中心快捷、方便、正確、人性化高品質醫療服務，民眾可應用行動設備上醫療服務網，進行掛號及查看個人健康紀錄等，甚至可與醫師線上諮詢醫療保健或遠距醫療會診等，促進個人健康。如行動手機不分廠牌皆可掛號、查看個人健康檢查紀錄、查看看診進度等。

　　此外，亦提供醫護人員人性化、輔助醫療病人安全、迅速確實之資訊化作業，如行動病歷電子書系統提供醫師可以行動設備於住院巡房時查看完整病人就醫紀錄(圖5-6-6)，以提升醫療照護品

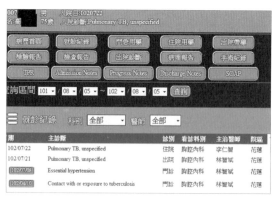

圖5-6-6　行動病歷電子書系統

質，守護民眾生命與健康。

醫師登入帳號密碼後可查詢病人的病歷首頁、就診紀錄、門急診用藥、住院用藥、出院帶藥、檢驗報告、檢查報告及影像、出院診斷、病理報告、手術紀錄、TPR(生理資訊)、入院病摘(Admission Notes)、住院處置(Progress Notes)、出院病摘(Discharge Notes)、門診病歷(SOAP) 等。

門診醫囑結合「健保雲端藥歷」，可提供醫師門診即時查詢到病人近期藥品之就醫資訊(含跨院)，避免醫師重複處方及病人重複用藥，以提升用藥安全及品質，強化跨院區用藥安全功能。透過醫師卡及健保卡雙重機制稽核，確保病人個資安全，並兼顧病人用藥安全。

電子病歷是衛生福利部歷年來極力推動之目標，目前已有相當成果呈現，這也是慈濟醫療志業努力推行醫療作業資訊化、病歷無紙化、無片化之共同目標，經三年來醫療志業主管支持與各相關單位用心推動成果。2012年慈濟醫療志業在參加政府電子病歷檢查及互通補助專案下，已順利成功推行了醫療影像報告、檢驗檢查單、門診記錄單、出院病摘單四大類電子病歷資訊作業。2013年後續持續推動其他各類病歷單張(如手術紀錄、護理紀錄、病理報告等)，期能透過逐年增加實施以病人為中心之電子病歷紀錄，同時著重電子病歷安全管控與輔助醫療安全警示，提升醫療作業安全與品質，確保病人就醫安全。

隨著行動設備平板電腦、智慧手機之普遍應用及通訊4G科

技進展趨勢，後續即將進一步規劃推展慈濟醫療保健雲，提供人性化、親和性、生活化之優質電子健康紀錄之行動App資訊服務，全面守護民眾生命、健康與愛。

參考文獻與資料

- Kohn LT, Corrigan JM, Donaldson MS. To Err Is Human: Building a Safer Health System (2000) Building a Safer Health System, Committee on quality of health care in America, Institute of Medicine. (2000)

- Pronovost PJ, Morlock LL, Bryan Sexton J, et al. Improving the Value of Patient Safety Reporting Systems. www.ahrq.gov/downloads/.../advances-pronovost_95.pdf

- Turner CL, Casbard AC, Murphy MF. Barcode technology: Its role in increasing the safety of blood transfusion, Transfusion, 2003, 43(9), 1200-9.

- Patient safety data, National Patient Safety Agency. United Kingdom http://www.nrls.npsa.nhs.uk/patient-safety-data/

- The Joint Commission. Delays in treatment. Sentinel Event Alert Issue 26. June 17, 2002.

- David AS, Clark EM, Lynn B. Errors in Transfusion Medicine. Lab Med 2001, 32, 205-7.

- Linden JV, Wagner K, Voytovich AE, Sheehan J. Transfusion errors in New York State: An analysis of 10 years' experience. Transfusion, 2000, 40, 1207-13.

- Murphy MF, Kay JD. Barcode identification for transfusion safety. Curr Opin Hematol, 2004, 11, 334-8.

- Murphy MF, Stanworth SJ, Yazer M. Transfusion practice and safety: Current status and possibilities for improvement. Vox Sang, 2011, 100, 46-59.

- Stainsby D, Russell J, Cohen H, Lilleyman J. Reducing adverse events in blood transfusion. Br J Haemato, 2005, 131, 8-12.

- Middleton RK.(2013). Applied Therapeutics: The Clinical Use of Drugs.10th ed. Philadelphia, PA. Lippincott Williams & Wilkins.

- National Hospice and Palliative Care Organization(NHPCO). NHPCO's Facts and Figures Hospice Care in America(2013 Edition). Accessed Oct 10, 2013.

- 臺灣病人安全通報系統年報 (2010-2012)，財團法人醫院評鑑及醫療品質策進會。

- 長庚大學公共衛生學科 (2005)，衛生署病人安全手冊。

- 衛福部病人安全資訊網 (http://www.patientsafety.mohw.gov.tw/big5/content/Content.asp?cid=15)

- 賴湘芬、葉惠慈、李文瑞、郁弘、高儷娟、施威竹 (2013 年)，提升病人用藥安全－以「高警訊／高風險用藥提示系統」為例，醫療品質雜誌，7 卷 5 期，70-75。

- 何瓊芳、林素香、楊玲玲、白淑芬、高有怡、蔡美菊 (2010)，居家護理，臺北：新文京。

- 黃瓊珠 (2012，7 月)，居家護理人員對於整合性居家照護資訊作業系統之接受研究，(未出版之碩士論文)，屏東：美和科技大學健康照護研究所。

- 黃馨葆 蔡兆勳 陳慶餘 邱泰源：生命末期照顧如何達到好的成本效益，安寧療護雜誌，2011：16：2：205-216。

- 趙可式 (1999)：安寧療護的起源與發展，厚生雜誌，8，8-11。

第六章

用藥安全之醫療資訊管理

文 ——— 張恒嘉

臺北慈濟醫院院長室

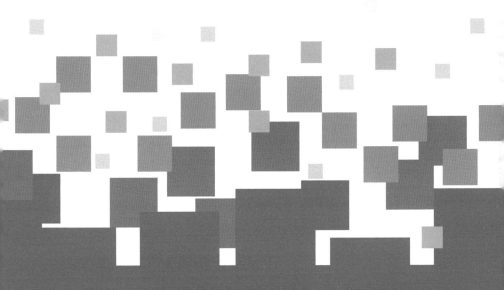

以病人為中心的優質醫療：運用資訊技能進行用藥安全管理

　　臺灣衛生福利部訂定2014年病人安全八大目標中，用藥安全持續都是最主要之重點工作(衛福部病安資訊網，2014)。依據財團法人醫院評鑑暨醫療品質策進會(醫策會)之臺灣病安通報系統年報，自2008年到2012年各年度各項病安事件類別排行榜，藥物事件持續排名第一位，在2012年病安通報系統不良事件中藥物事件共有19,474件，占所有通報事件的30.9%。醫策會於2014年公布的病人安全工作年度目標中，持續將「提升用藥安全」列入首要目標。其中更指出醫療機構可於照護流程中運用資訊技能，提升用藥安全。

　　依據臺灣病人安全事件通報系統分析，藥物事件可能發生之原因包括：病人、人為、器材、環境、用藥、溝通等因素，其中人為因素與溝通不良因素兩項就佔48%，這些因素都可以避免的。Bates et al.(1998)就建議導入電腦化醫師醫令輸入系統 (Computerized Provider/Physician Order Entry, CPOE)，因為

CPOE可顯著降低嚴重之用藥錯誤達55%。

　　臺北慈濟醫院持續用心於用藥安全，全面運用資訊技能預防人為因素與溝通不良之用藥安全管理，進行多項之藥物事件介入措施，2010年建置全面性過敏史稽核及提示過敏史、2011年起建置31項線上即時藥物評估提示與稽核、2012年護理行動工作車上線使用條碼之給藥系統(Bar Code Medication Administration, BCMA)諸多項措施，確實有效的達成改善病人用藥安全，藥物事件造成之中度與重度傷害事件逐年減少，2011年臺北慈濟醫院藥物事件431件有3件中度與重度傷害事件，2012年367件藥物事件只有1件中度傷害事件。

　　運用資訊技能確實可以改善用藥安全與減少藥物事件，慈濟醫院在用藥安全已有顯著之成效，本章就藥品電子資訊建立與維護、藥品調劑給藥安全管理、用藥指導與化療給藥安全管理四項分享提供慈濟醫院資訊化管理之實務經驗，期望提昇國內用藥安全與醫療品質。

6-1

藥品電子資訊
建立與維護

文 ——— **彭姿蓉**　　　　**陳玫舒、劉怡青**
　　　臺北慈濟醫院藥學部　　臺中慈濟醫院藥學部

一、藥品電子資訊建立與維護

　　新藥進到藥局、未上線前，藥品資訊就必需建置完成，開檔時才能即時提供醫事人員與病人藥品資訊。為減少可能因外觀、藥名相似而導致之醫療疏失，藥學部制定有「取用防錯機制」，藥品由驗收入庫至上線前，須完成取用防錯之電子行政流程。流程由藥庫起單，確認藥品大包裝是否有相似品項或不同劑型、劑量；接著藥品資訊股確認藥品名稱、外觀是否有相似品項，規劃藥袋藥名；再由臨床藥師確認是否需依腎功能調整劑量並建置至

警示系統；再至住院及門診組確認藥袋藥名及儲位規劃，最後回到藥庫即可準備開檔使用(圖6-1-1)。此機制能提早規劃相關提示，避免因外觀或藥名相似發生調劑或醫療疏失。

新藥入庫後，藥品資訊股開始建置藥品資訊，以利後續醫師處方時之藥品相關稽核及藥袋呈現，在行政管理資訊系統與網際網路上建置藥品資訊，供醫事人員、病人查詢。

以下詳細介紹新藥維護資料及相關警示系統：

一、藥袋藥品

資料呈現：符合衛生福利部規定標示：中英文名、藥品用途、外觀(顏色、形狀、剝痕、印字)、副作用、警語與注意事項。藥品名稱規劃依藥名相似程度調整學名、商品名、規格之順序，

申請序號：TP1020821001	填單日：2013-08-21 填單人員：劉[illegible]/medicine/Tzuchi 單位：新店分院藥劑科
藥名及規格	Fentanyl inj.(Fentanyl citrate)0.05mg/ml: 2ml/amp
異動內容	○換包裝 ○換廠 ◉新藥
特殊劑型	☐高警訊藥品 ☐需冷藏 ☐疫苗 ☐血清製劑 ☐生物毒性
外盒或包裝與其他藥品相似？	◉否 ○是
盒裝相似	☐儲架標籤提示 ☐帳卡標籤提示
有其他同成分同劑型不同劑量之藥品？	○否 ◉是 項目：Fentanyl inj. 10ml/amp
不同劑量	☑儲架標籤提示 ☑帳卡標籤提示
備　　註	物編:71FENTA002(需看藥品外觀的請洽藥庫)
藥品資訊股：	
有其他同成分不同劑型之藥品？	○否 ◉是 項目：1.管2 大 FENTANYL(貼片) 50mcg/h 5mg/貼片 2.管2 橘色 小 Durogesic 12mcg/h, 2.1mg/patch (Fentanyl)
有其他同成分不同劑量之藥品？	○否 ◉是 項目：管2 Fentanyl Citrate (Fentanyl) 0.5mg/10mL/amp
與其他藥品藥名相似？	○否 ◉是 項目：1.管2 Fentanyl Citrate (Fentanyl) 0.5mg/10mL/amp 2.管2 Alfentanil HCl (Rapifen) 0.544 mg/mL, 2ml/amp 3.管2 大 FENTANYL(貼片) 50mcg/h 5mg/貼片
與其他藥品外觀相似？	○否 ◉是 項目：管1 Morphine 10 mg/mL/amp (小劑量針劑)
藥袋藥名規劃	管2 小支 Fentanyl 2ml/支, 0.05mg/ml (Fentanyl Citrate)
醫師搜尋藥名規劃	1.Fentanyl Citrate 針劑 小支 0.05mg/ml, 2ml/amp (Fentanyl) 2.Fentanyl 針劑 小支 0.05mg/ml, 2ml/amp (Fentanyl Citrate)
藥學教研組：	
腎功能稽核建置	☑不需建置 ☐資料庫已有資料 ☐新建置 ☐其他
臨床住院組：	
藥袋藥名規劃	◉同意 ○有意見

圖6-1-1　藥品取用防錯電子行政流程

或加註大小劑量、劑型提示，且高危險藥品需加註「★」號。藥袋上亦提供該藥品之二維條碼(QR code)連結，方便民眾連結比藥袋更詳盡之藥品資訊。

醫師開方搜尋規劃與醫囑稽核機制

設定學名、商品名稱搜尋：依學名、商品名、常用或原廠商品名設定開方時藥品搜尋系統，方便開藥時選取開立。若有劑型、劑量差異或學名、商品名相似則加註提醒。

編訂藥理代碼：參考世界衛生組織對藥品的官方分類系統代碼(Anatomical Therapeutic Chemical (ATC) Code)依藥理作用分類，可協助稽核病人是否有使用相同藥理藥品，提示是否確認開立。

複方同成分藥品群組：藥品若為複方成分，例如：Exforge含有amlodipine與valsartan，無法依單方藥品藥理代碼稽核，故規劃此系統補強，使醫師開立Exforge時可同時稽核amlodipine與valsartan同藥理之藥品。

可否磨粉、剝半：依藥品說明書是否提及不能磨粉或剝半，或為特殊劑型(如:緩釋劑型)設定，例如：Doxaben XL 4mg/tab藥品說明書提及不能嚼碎或分割，系統設不可以剝半、磨粉，處方時則無法開立半顆或點選磨粉。

設定管灌病人不可開立及投予注意事項：管灌資料庫分管灌不可開立藥品與藥品管灌注意事項維護清單，門診居家及住院管灌病

人開立不可磨粉之品項可在醫囑上以警示視窗提醒病人為管灌身分，且說明不適合磨粉之理由，如管灌病人開立Doxaben XL 醫囑會出現：「長效劑型，磨粉後無法維持長效」等資訊，另藥品管灌注意事項維護清單，則提供管灌病人磨粉、給藥時需特別注意的訊息(例如：Bokey可打開膠囊但是小粒不可磨)，也可提示在護理給藥紀錄單(圖6-1-2)。這樣不但能保障藥品使用的正確性，也可提升同仁的作業安全。

極量設定：依文獻制定成人及兒童(12歲以下)單次與單日極量，兒童處方系統可依年齡或體重稽核，當處方劑量過高，系統可提示，是否確定開立。

兒童專用劑型、年齡警示系統：藥品說明書提及專屬兒童用藥或臺灣醫療改革基金會認定品項，則設為兒童專用劑型，例如：

備　註	藥編：1IFENTA002(需看藥品外觀的請洽藥庫)
藥品資訊股：	
有其他同成分不同劑型之藥品？	○ 否 ◉ 是 項目：1. 管2 大 FENTANYL(貼片) 50mcg/h 5mg/貼片 2. 管2 橘色 小 Durogesic 12mcg/h, 2.1mg/patch (Fentanyl)
有其他同成分不同劑量之藥品？	○ 否 ◉ 是 項目：管2 Fentanyl Citrate (Fentanyl) 0.5mg/10mL/amp
與其他藥品藥名相似？	○ 否 ◉ 是 項目：1. 管2 Fentanyl Citrate (Fentanyl) 0.5mg/10mL/amp 2. 管2 Alfentanil HCl (Rapifen) 0.544 mg/mL, 2ml/amp 3. 管2 大 FENTANYL(貼片) 50mcg/h 5mg/貼片
與其他藥品外觀相似？	○ 否 ◉ 是 項目：管1 Morphine 10 mg/mL/amp (小劑量針劑)
藥袋藥名規劃	管2 小支 Fentanyl 2ml/支, 0.05mg/ml (Fentanyl Citrate)
醫師搜尋藥名規劃	1.Fentanyl Citrate 針劑 小支 0.05mg/ml, 2ml/amp (Fentanyl) 2.Fentanyl 針劑 小支 0.05mg/ml, 2ml/amp (Fentanyl Citrate)
藥學教研組：	
腎功能稽核建置	☑ 不需建置 ☐ 資料庫已有資料 ☐ 新建置 ☐ 其他
臨床住院組：	
藥袋藥名規劃	◉ 同意 ○ 有意見
其他規劃	☐ 高警訊儲位與標示 ☐ 同成分不同劑型，標籤提示 ☐ 外觀相似 ☐ 避光規劃 ☐ 同成分不同劑量，標籤提示 ☐ 不需進行警示規劃
臨床急門診組：	
藥袋藥名規劃	◉ 同意 ○ 有意見
其他規劃	☐ 高警訊儲位與標示 ☐ 同成分不同劑型，標籤提示 ☐ 外觀相似 ☐ 避光規劃 ☐ 同成分不同劑量，標籤提示 ☐ 不需進行警示規劃

簽核狀態：

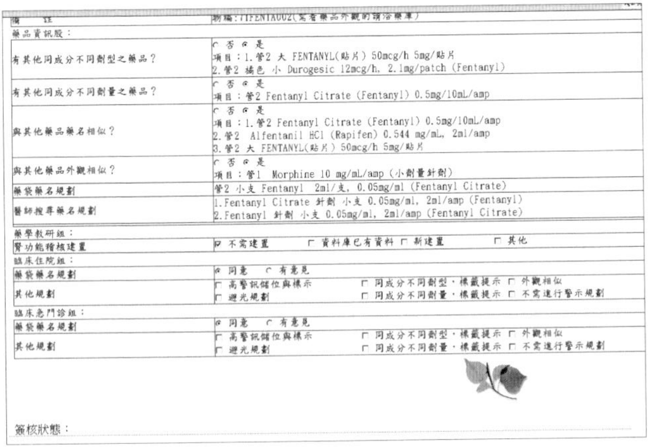

圖6-1-2　護理師給藥紀錄單提醒藥品處理注意事項

Anti-phen syrup，若醫師開立於成人則會警示。為確保藥品能用於適當的年齡，在醫囑系統設有「用藥年齡限制稽核警示」功能，若藥品對於特定年齡的使用經驗不足、藥品成分對特定年紀病人產生傷害、年齡不適合用某些劑量，參考藥品說明書及文獻建議，建置藥品年齡限制資訊，醫師處方時電腦自動檢查病人的年齡是否適用並提醒不建議使用的理由。

維護懷孕分級：依美國食品藥物管理局(FDA)懷孕分級(A、B、C、D、X級)建置，若藥品說明書提及懷孕為使用禁忌則列為禁用，處方時欲查詢開立藥品之懷孕分級，可點選懷孕分級查詢，另外，當病人有懷孕相關之診斷或處置時，於同天(同診或其他診)開立懷孕分級D或X時，醫囑會出現警示視窗。在藥袋也有提示說明，依等級有所不同，當懷孕等級為X，提示為孕婦禁用；等級為D，提示為孕婦慎用；等級為C/D提示為懷孕及計畫懷孕使用本藥請告知醫師等。

設定針劑保存時數：新藥為針劑時，必須清楚說明藥品稀釋溶解後之保存時數，供護理人員稀釋後保存藥品之參考；需冷藏的外用或針劑藥品，如：治療骨質疏鬆藥品Forteo(Teriparatide)，病人需領取回家施打，所以冷藏藥品室溫可以放置的時數相對也很重要。

設定針劑體積轉換比：為正確給予病人針劑給藥劑量，新進針劑溶液劑藥品在藥局端已先換算每毫升含毫克數(mg/mL)，當醫囑開立劑量後電腦會自動算出需抽出藥品毫升數，避免換算過程中

導致給予錯誤的劑量。

維護藥品與藥品、食物交互作用：藥物交互作用參考《Drug interactions analysis and management》一書，本書每年改版，本院皆即時更新，建置新藥品與院內品項有1級與2級交互作用之相關警示，醫師開立處方時如有藥物-藥物交互作用則醫囑會出現相關警示，包括併用可能導致的問題以及提供相關處理策略。藥物-食物交互作用則是參考Micromedex® 2.0及UpToDate®建置，如葡萄柚／汁、乾酪素食物、石榴與蔓越莓汁等藥品食物交互作用，除了可檢視交互作用，也可列印該資訊供病人用藥參考。在藥局端藥師可主動檢查開立藥品是否有藥品-食物交互作用及可主動轉列印，供病人參考。

維護同類、同成分藥品過敏群組：將新進藥品成分與比對院內品項是否為同類(同機轉)或同成分，若有符合則歸為同一群組或成份，當病人有相關過敏史，電腦可以稽核同類、同成分藥品以作醫囑開立稽核警示。

提供完整藥品資訊

建置新進藥品相關資訊之資料庫，供院內醫事人員查詢行政管理資訊系統，可分兩大類：藥品基本資料及藥品資訊。「藥品基本資料」包括：批價碼、學名、商品名、中文名、藥理碼、溶解稀釋條件、不相容性、施打條件、保存條件、針劑轉換比、管灌

不可開立及注意事項、限歲用藥、膠囊成分、藥品說明書、藥品外觀、衛教單張、形狀、顏色、劑型。「藥品資訊」包括：藥理分類、適應症(衛署適應症)、作用機轉、懷孕分級、禁忌症、不良反應、哺乳、成人劑量、兒童劑量、老人劑量、劑量腎功能調整、劑量肝功能調整及監測項目等資訊。最後建置網際網路上完整藥品資訊供醫事人員處方時，立即可查詢相關資訊，以及民眾上網查詢參考。

6-2

藥品調劑
給藥安全管理

文 ── **陳怡秀、蔡佩珊**　**溫珮穎、劉怡婷**
　　　臺北慈濟醫院藥學部　　臺北慈濟醫院護理部

　　　王雅萍、林拱辰、廖宜敬
　　　臺中慈濟醫院藥學部

　　衛生福利部為確保醫療院所能提供民眾基本藥品須知、保障病人用藥安全，規定藥袋需有「13+3項」標示，包括13項必要資訊：病人姓名、性別、藥品名稱、單位含量、數量、用法、用量、調劑地點名稱、地址、電話、調劑藥師、調劑日期及警語，及3項建議資訊：適應症、主要副作用及用藥指示，各醫療院所除了13+3項之外，提供更多資訊，以提升病人用藥安全。

藥品調劑給藥：門診藥箋

藥袋正反面共提供32項資訊(圖6-2-1)，超過規定的13＋3項標示(紅字說明必要13項及藍色說明建議3項)。藥名標示有中英文商品名與規格，高警訊藥品加註「★」；同成分不同劑型或劑量之藥品，藥名加註說明大小劑量或劑型，於處方、調劑及給藥時注意。口服藥品有裸錠外觀描述。用法欄說明途徑、用法及用量，並將使用途徑提前加括號提醒病人。懷孕、G6PD慎用或禁用、哺乳禁用、可能造成嗜睡及重要食物交互作用都在警語與注意事項中說明。不方便閱讀文字病人可利用藥袋下方圖示了解藥品用法。提供QR Code藥品資訊連結，可利用藥品查詢機或手持裝置

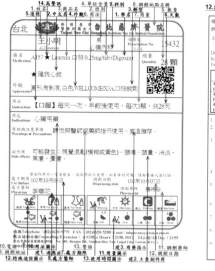

圖6-2-1　臺北慈院藥袋正反面共提供32項資訊

讀取後，連結到藥品查詢系統，以獲得更詳盡之藥品資訊，如：藥品說明書、衛教單張及影音衛教等。此外，針對外語人士提供英文說明藥袋，門診醫囑系統可選擇列印英文藥袋，或病人於領藥時向藥師提出需求。

藥學部總藥袋上提供多項病人資訊(圖6-2-2)，以供藥師於調劑、核對及發藥時進行處方適當性評估：

一、有近一個月的肝腎功能異常檢驗值，可配合就診科別、診斷、年齡與體重，評估藥品是否符合適應症，劑量與頻率是否恰當。

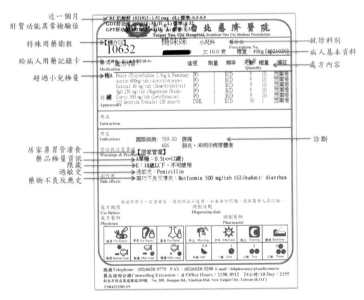

圖6-2-2　總藥袋上提供多項病人資訊，藥師於調劑、核對及發藥時可進行處方適當性評估

二、病人第一次使用特殊劑型時需衛教藥品用法，總藥袋列印「轉介DI」，發藥藥師請病人至藥物諮詢櫃檯接受衛教並索取衛教單張。

三、提供用藥紀錄卡服務，針對長期慢性病人且使用超過8種以上藥品，總藥袋列印「可請病人至DI拿用藥紀錄卡」，建議病人可將用藥紀錄卡與健保卡一起收納，於其他醫療院所就醫時可提供醫療人員參考，以避免重複用藥或交互作用發生。

四、適孕年齡15-45歲女性病人，若處方懷孕分級D級或X級藥品除藥袋警語與注意事項欄位提示外，懷孕分級會列印於總藥袋藥名前方，發藥時再進行衛教。

五、藥品劑量超過成人或小兒單次、單日極量有醫囑警示機制，並同步列印於總藥袋上，核對藥師可依總藥袋資訊，詢問醫師病人臨床情形並再次確認劑量；12歲以下病人之極量資訊可依體重或年齡警示，依病人年齡或體重帶出極量資訊，使醫師或藥師方便閱讀及理解。

六、有鼻胃管處置醫令之門診病人，總藥袋提示「居家管灌」，核對藥師審核處方是否有不適合磨粉藥品，並連絡醫師說明藥品不適合管灌，建議改用其他藥品。

七、年齡警示：系統可依歲齡及月齡稽核列印於總藥袋上，核藥藥師再詢問醫師是否確定開立及開方理由。

八、病人過敏史與藥物不良反應史：藥師需確認處方中是否有開

立到可能使病人再次發生過敏或不良反應之藥品，若開立到
類似藥品，應告知醫師病人相關過敏史或藥物不良反應史並
詢問是否改用其他品項。

住院病人個人化條碼語音給藥檢核系統

美國醫學研究院(IOM)估計因醫療疏失死亡的人數每年高
達四萬四千至九萬八千人，用藥疏失佔總死亡人數10%至20%，
造成的經濟損失高達一百七十億至一百九十億美元(Smith、
Halvorson與Kaplan，2012)。

有鑑於目前條碼系統多傾向使用藥品之廠商條碼進行藥品辨
識，或將條碼帶入病人基本資料，建置在藥袋上；此舉雖能促進
藥品品項核對的正確性，卻無法提供該藥品是否為該病人之處方
藥物、該藥品於病人之處方資訊(劑量、途徑、數量)、該藥品之處
方狀態(停用、轉床或出院)、整份藥品中是否有夾帶他人之藥品，
以及藥品之動態(藥品輸送、簽收、給藥狀態)等病人個人化的給
藥檢核功能。為改善前述缺失，臺北慈濟醫院藥學部與資訊室合
作，將條碼系統結合多種語音提示、藥品動態提示、床號比對警
示、以及醫囑警示系統，建立「住院病人個人化條碼語音給藥檢
核系統」，不但有藥品辨識與病人資料基本確認功能，更提供住
院病人個人化的藥品檢核與處方審核功能，提升給藥安全與藥師
工作效率。

自2012年3月1日起，將「住院病人個人化條碼語音給藥檢核系統」導入住院藥事作業，並於6月11日全面上線實施，架構是以

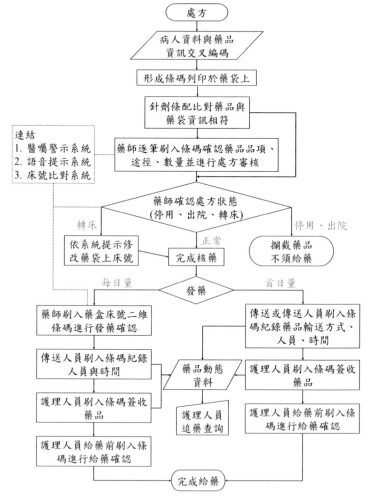

圖6-2-3　住院病人個人化條碼語音給藥檢核系統作業流程

病人為中心進行處方確認(包括品項、數量、給藥時間點、處方狀態、醫囑警示)及給藥確認(包括藥師發藥時間、傳送方式、傳送人員、護理端簽收人員與時間、護理師給藥時間)。此系統之主要功能與相關之作業流程(圖6-2-3)如下：

編碼

病人基本資料與藥品資訊交叉編碼，產生流水編號列印於藥袋與餐包上(圖6-2-4)，提供藥師進行藥品核對與發藥之檢核。

系統頁面

刷入藥袋上條碼進行藥品核對時，系統以圖文並列方式呈現

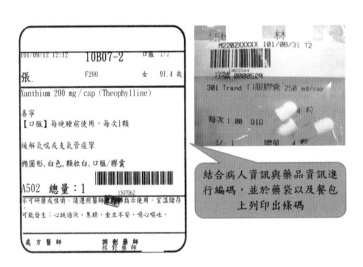

結合病人資訊與藥品資訊進行編碼，並於藥袋以及餐包上列印出條碼

圖6-2-4　臺北慈院住院病人藥袋列印條碼以利藥師檢核

病人基本資料與用藥明細(圖6-2-5)，包括藥品外觀、藥名、使用劑量、頻率、途徑、數量、開立時間，以利藥師核對藥品正確性、減少藥品調劑錯誤。

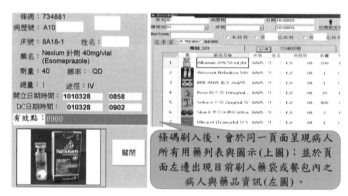

圖6-2-5　用藥資訊系統介面

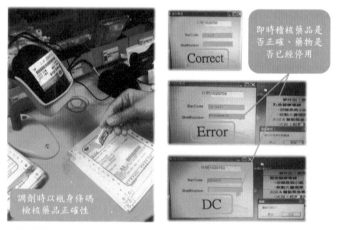

圖6-2-6　住院病人單一劑量處方調劑輔以條碼系統稽核正確性

住院每日量針劑調劑比對系統

　　第一階段首日量條碼程式上線後，第二階段上線為每日量藥車條碼系統，因有感於此兩階段條碼僅能檢核核對端之藥品，有部分的給藥錯誤是發生在調劑端，故我們希望可以將系統自動檢查機制拉前至調劑端來檢核。

　　住院針劑條碼維護檔，於2013年6月完成並上線使用。藥師調劑時需先刷入藥袋上條碼，取藥後再刷入藥品瓶身條碼進行比對，系統會自動判斷藥袋與藥品品項是否吻合。發生調劑錯誤時，系統會以語音和文字視窗提示藥師進行確認並更換正確藥品，避免給藥錯誤。若藥品已經停用，系統也會提示藥師該藥品已經停用，避免送出不需要的藥品(圖6-2-6)。

醫囑警示系統

　　刷入藥袋上條碼後系統會呈現病人目前所有正在使用藥品，讓藥師能與新開立之藥品相互核對處方合理性，包含重複用藥、交互作用；同時結合醫令極量警示系統，醫囑開立超過極量時自動出現提示視窗與正確劑量，藥師可與開方醫師確認(圖6-2-7)，提供藥師進行個人化處方審核，並提升藥師介入不適當處方的時效性與處方評估之正確性。

語音提示系統

　　核藥時刷入條碼，系統可自動檢核處方狀態，呈現處方刪除

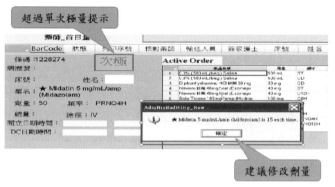

圖6-2-7　結合醫囑警示藥品極量提示性

／病人出院／病人轉床等訊息，同時連結音效檔，會依處方狀態發出DC(藥品停用)、MBD(出院)、或transfer(轉床)等聲音，即時提醒藥師。病人轉床時，藥師可依系統指示，將藥品送至轉床後之護理站，降低送藥錯誤。至於處方刪除或病人出院時之語音提示，則可避免發出已停用藥品，降低每日退藥量，減少作業時間及錯誤機率。

床號比對警示

　　每日量藥車的藥盒上，由於標籤空間有限，因此將每床床號以二維條碼的型式加印於藥車床號標籤上，不但節省版面空間(二維條碼長、寬各1公分，傳統條碼長0.8公分、寬5公分)，亦有床號比對功能。當藥師將核對完成之藥品放入藥盒，再刷入藥盒上之二維條碼，系統即可自動核對床號，並以提示視窗以及語音同時

警示，避免藥品置入錯誤病床藥盒情形。在每日量完成核對並刷入藥盒床號無誤後，系統發出核對完成的提示音，表示該床所有藥品皆完成核對無誤，能降低藥品漏發情形(圖6-2-8)。

此「住院病人個人化條碼語音給藥檢核系統」建立後對於提升病人安全之成效如下：

縮短緊急醫囑病人等候藥品時間

記錄條碼系統未建立前，2010、2011年緊急醫囑(ST order)開立後至藥品可發出平均時間為29.6、28.5分鐘，條碼系統上線穩定後自2013年起分析緊急醫囑平均等候藥品時間縮短為22.9分

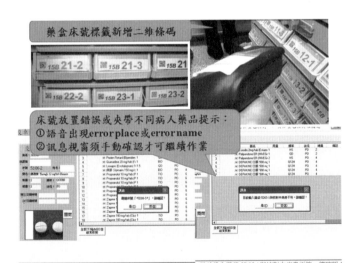

圖6-2-8　單一劑量給藥複核確認，避免夾袋與漏給藥品

鐘，每筆ST處方縮短候藥時間6.7分鐘，顯示條碼系統上線後因減少藥師前線查詢處方動態、手寫記錄時間、翻處方箋等情形，可加快藥師核對處方時間與縮短可發藥時間，讓病人更即時得到藥物治療。

降低給藥錯誤率

系統建置前(2010年1月1日至2011年12月31日)藥師發藥錯誤總筆數為43筆，平均發生率每100,000住院人次為0.007%，導入系統穩定後(2013年1月1日至10月31日期間)，藥師的發藥錯誤總筆數為5筆，平均發生率為每100,000住院人次為0.0019%，降低達72.3%，與Johnson等人的研究相比(Johnson et al., 2002)，其給藥錯誤改善約75%，足以展現此條碼系統的成效顯著。另外本系統在病人錯誤(夾帶不同病人或錯誤床號)、給藥劑量錯誤以及遺漏給藥之件數皆降至0件，改善達100%，與Johnson等人的研究中結果相比(Johnson et al., 2002)，成效皆更顯著。另外第三階段上線的住院每日量針劑調劑比對程式於2013年6月上線後，針劑藥品的給藥錯誤異常事件也未再發生，改善亦達100%。

建立「住院病人個人化條碼語音給藥檢核系統」以及其標準化作業模式，不但可縮短藥品查詢時間、減少退藥量、節省藥師作業時間、提升工作效率，亦發揮優異的即時錯誤攔截功能，可大幅降低藥師調劑與發藥錯誤率異常事件72%至100%，更因無紙化而每年節省醫療成本。此系統不但可稽核藥品給藥正確性並與

醫令用藥安全警示系統結合，加強藥師評估與介入不適當處方之時效性。另外此條碼系統延伸至護囑端上線後亦減少35%給藥錯誤的發生，因此將條碼導入傳統醫療作業成果顯著，也期待能提供給民眾更優質的藥事服務品質與更安全的用藥環境，以朝向百分百的給藥安全為目標。

住院護理給藥

根據2011年臺灣病人安全通報系統分析指出，藥物事件發生之首要原因為「人為因素」佔62.1%，且發生於給藥階段之錯誤佔27.3%。而給藥階段常為流程中最後一環，若錯誤發生，較難即時阻止，故對健康影響程度為有傷害的情形較其他階段多。

護理人員藉由條碼給藥輔助系統，確認病人身分及應使用藥品無誤，並在給病人藥品前確認應使用藥品與實際所發藥品的一致性，以避免發生給藥錯誤之疏失。

條碼給藥輔助系統(Bar-code-assisted Medication Administration, BCMA)將條碼科技運用於給藥程序上，相關硬體之設置，包括可印製病人手圈條碼及藥物條碼的條碼系統、無線網路環境、可移動的條碼掃瞄器及方便護理人員於病人單位使用的行動護理工作車，配合電子化給藥紀錄(Electronic Medication Administration Record, eMAR)，藉由掃描病人手圈條碼及藥物條碼，以輔助核對病人及藥物的過程，加強病人用藥安全，就是一

項可以實際減少給藥錯誤的措施,還可確實地完成給藥紀錄。

　　以下將簡述BCMA之功能及使用過程,首先醫師透過醫囑系統(Computerized Physician Order Entry, CPOE)開立藥物處方,處方訊息同步傳送至藥局系統。藥袋上列印藥品條碼,藥師調劑後發至病人所在護理站。此外,傳送人員於藥局透過刷條碼藥物出庫與到護理站確認作業,護理人員也可藉此了解藥品動態。處方訊息會透過網路傳送至BCMA,產生eMAR,護理人員不需再人工謄寫紙本MAR,只需直接使用護理行動車上的電腦,透過無線網路登入系統,完成病人藥物簽收畫面,護理人員於備藥時掃描藥物條碼核對藥物與病人手圈完成病人辨識,確認無誤後協助病人用藥並進行存檔。系統會自動記錄給藥時間與給藥護理人員姓名,產生電子化給藥紀錄。系統於此階段會產生護理人員操作過程紀錄與給藥錯誤風險提示紀錄。

提升全靜脈營養製劑調配正確性：
TPN調配條碼確認系統

　　藥師在以調配機進行TPN處方調配時,為確保調配過程中原料藥物正確,避免人為疏失,需由另一位藥師進行審核確認,如此一來增加人力耗時,也造成無菌室人員進出頻繁。

　　臺中慈院採用新型全自動調配機即是為了確保調劑正確性,避免人為錯誤。藉由內建條碼系統,管控操作步驟,有效確保調

配正確性,降低人力耗時並避免人員進出調配室。

新型調配機操作介面,將調配流程以步驟順序進行動作確認,以確保TPN藥師調配處方前皆已完成管路充填及機器校正之前置作業。

藥品位置確認步驟需同時刷取管線條碼及藥品出廠條碼,瓶身皆貼有條碼,所有換新藥瓶之動作皆需進行條碼確認,才能繼續進行調配作業。

新型TPN調配機調配前,管線安裝需刷取條碼來確認管路順序及藥品正確,完成自動校正及管線充填後,才能開始進行TPN處方調配。所有調配過程皆以電腦動態畫面顯示,需更換藥品時,會以聲音及畫面進行提醒,在條碼確認管線及藥品正確無誤後,才能繼續TPN處方調配(圖6-2-9)。

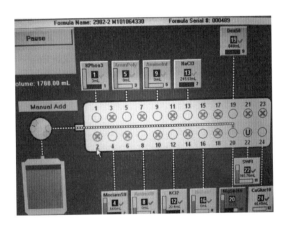

圖6-2-9 TPN調配過程動態之螢幕顯示

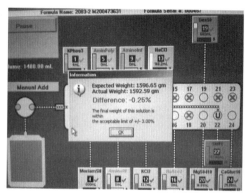

圖6-2-10　TPN調配完成後品質管控：重量差異確認

在品質控管上，調配完成後，直接進行重量差異確認，有效控管調配成品之品質(圖6-2-10)。

新型TPN調配機內建之條碼系統能確實有效避免調配過程中之人為錯誤，在調配流程上，在每次調配前新型TPN調配機會進行電子秤及調配機的校正，確保TPN之品質。TPN調配完成後自動進行重量差異之確認步驟，讓TPN的調配步驟連貫化，進而提升調配順暢度。

藥物不良反應 Adverse Drug Reaction, ADR

醫療照護人員、民眾或家屬，依病人服藥後產生之不良反應，由口頭、電話告知、填寫「藥物不良反應通報單」或利用醫囑、護囑系統，通報至藥學部，再由藥師收集病歷、回顧文獻、

評估相關性、與醫療人員討論後，定期於ADR小組會議中討論案件之因果關係、是否通報全國，嚴重案例是否需鎖死藥品。將ADR史或過敏史鍵入醫療系統中，當相關藥品再度開立時提醒臨床醫療人員，避免病人再度發生不適症狀。

藥學部自2008年起建立藥物不良反應線上通報系統(圖6-2-11)，可由醫囑或護囑系統線上通報，系統自動帶入病人資料，通報日期與人員，只要鍵入藥品或醫材、病人不適症狀及處置方式，按下存檔即完成通報。

線上通報資料自動轉入ADR管理資料庫(圖6-2-12)，案件分派後系統以信件通知處理藥師需處理ADR案件，並進行臨床評估及後續追蹤；處理完成後，系統也以信件通知管理藥師進行審核，確認後依建置過敏史、不良反應史或非ADR結案。為爭取處理時

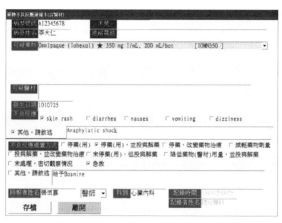

圖6-2-11　臺北慈院藥物不良反應通報端介面，可供醫師、護理師等醫療人員利用

效，處理藥師與主治醫師討論案件後，若疑似為藥物引起，建議或協助醫師註記過敏史、不良反應史。

　　院內ADR史是依批價碼稽核，開立到此批價碼之藥品或醫材，系統會提醒開方醫師，病人曾發生不適症狀，確認是否開立藥物。過敏史為稽核同藥品族群，病人有ketololac (屬NSAID)過敏史，開立各劑型之NSAID皆會警示(圖6-2-12)。過敏史可再註記嚴重過敏，若臨床情況需使用嚴重過敏藥品時，醫師須輸入使用理由。嚴重過敏史可進一步鎖死藥品開立，鎖死後醫囑系統無法開立此藥品。

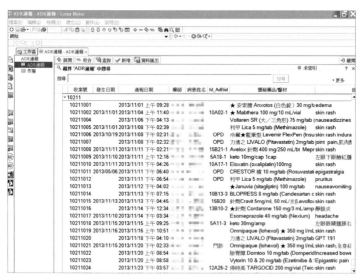

圖6-2-12　線上通報資料自動轉入ADR管理資料庫

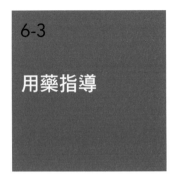

6-3

用藥指導

文 —— **王平宇**　　　　**陳似錦**
臺北慈濟醫院藥學部　　臺北慈濟醫院護理部

王雅萍
臺中慈濟醫院藥學部

　　協助病人了解藥品治療目的和使用方法與操作技巧是藥師的責任與義務，針對住院的病人，若使用到需要特殊操作技巧的藥品、副作用大的藥品或因實際使用藥品而產生不良反應的情況時，藥師應主動到病房進行藥品的説明與衛教。本院除了針對上述藥品給與操作示範和解釋之外，另對於病人住院期間使用的所有藥品都會逐一解釋藥品的外觀、治療目的、使用時機和應注意事項等，使病人能掌握目前自己的用藥資訊，為提升病人之衛教成效，我們發展以平板電腦為溝通工具之住院病人互動式藥品衛教系統。

以平板電腦進行住院病人互動式藥品衛教

　　在傳統的衛教過程中，準備藥品的樣本、列印出藥品的衛教單張等，需占用很長的時間，有時需衛教的病人較多，必需攜帶很多東西，常常手忙腳亂，且衛教完成後必須將紙本的記錄鍵入電腦，耗費更多的時間。因此住院藥局在2013年初開始，利用平板電腦輕便、可上網及易操作的特性，會同資訊室同仁共同開發了平板電腦的住院病人互動式藥品衛教系統，改善了多種在衛教過程中會遇到的問題，也提供病人更多的藥事服務(圖6-3-1)。此系統包括下列三項功能：

顧及病人隱私，掌握系統操作權限

　　當藥師前往病房對病人衛教時，必須以自己的帳號密碼登入

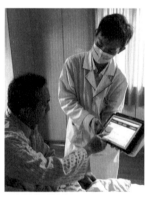

圖6-3-1　利用平板電腦提高與衛教病人之互動

系統，並簽署「醫療志業住院藥局病患衛教藥物查詢系統保密責任聲明」以維護病人個人資料的安全(圖6-3-2)。

多種藥品資訊，方便病人認識藥品

在平板系統中，電腦可立即抓取病人目前的用藥，提供藥品的中文名稱並且以照片呈現藥品的樣貌(圖6-3-3)，若辨識困難還可放大圖片協助檢視。另外當病人想要獲取更多資訊時，可立即連

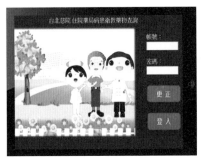 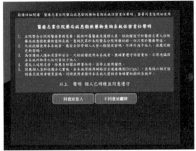

圖6-3-2　系統登入及簽署保密責任聲明

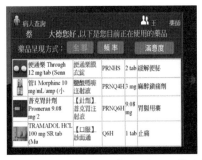

圖6-3-3　病人目前使用藥品明細、用法及藥品外觀照片

結到藥品查詢系統的資料，提供更詳細的藥品説明、藥品仿單、衛教單張和影音衛教短片。另可使用手機或平板掃描提供的QR code，將藥品資訊下載帶回。需要時，可立即播放衛教短片供病人參考學習。

確認病人是否了解，病人滿意及時回饋

　　當藥師衛教完成後，會針對剛才所介紹的內容進行小小的測驗來確認病人的了解程度，若病人有不了解的情形，則會針對問題再進行衛教，希望能讓病人完全了解自己目前的用藥狀況和需要注意的事項。最後會請病人給與我們一些意見與回饋，讓我們知道有哪些地方可以做得更好以利後續的改進(圖6-3-4)。

　　自2013年5月開始，藥師使用平板電腦實際完成病人衛教共374人次，其中僅4位病人對我們的表現給與普通的評價，其他370位病人(99%)給予藥師的評價是非常滿意或滿意。對於病人了

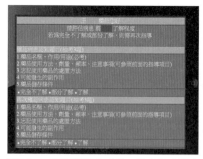 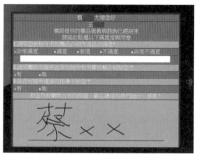

圖6-3-4　藥師衛教完成後，可立即確認病人了解程度及滿意度並簽名確認

解程度有98.2%的病人或家屬完全了解，僅7位病人或家屬(1.8%)經過測驗和再次衛教後達到部分了解的程度，沒有病人在衛教後仍然完全不了解藥物的用途和使用方式。部分了解的病人可能因為語言或其他原因對於藥物使用的目的仍不甚清楚，但對於服藥順服性和藥品操作能力皆是沒有問題的。

　　利用平板電腦向病人進行藥品說明和衛教能讓病人更加了解目前藥品使用的情況，對於藥師也能減少衛教準備的時間和獲得更多病人和藥品的資訊。日後除了持續使用平板電腦向住院病人衛教之外，將再發展更多功能，使其能應用在出院病人出院帶藥的衛教上，讓病人能得到更完整的藥品使用資訊，提升病人的服藥順從性與用藥安全。

病房藥物護理指導流程

　　護理師除了給藥之外，很重要的是提供病人藥物護理指導，因此，以病人為中心之理念，設計病房藥物護理指導系統，提供藥物指導之工具，提升病人正確用藥的目的。

　　護理師確認藥物醫囑後，由護囑系統，列印「住院病患藥物衛教指導單」，需印出1份，依指導單的項目一一向病人或家屬進行藥物衛教指導，說明藥物作用、用法、頻率、注意事項，完成衛教指導後，於衛教日期及護理師欄位簽名，並請病人或家屬簽名，然後放置於床尾牌，供病人家屬隨時取閱。

於藥物指導後72小時內護理師須進行藥物評值，了解病人或家屬對於指導內容是否有不清楚的部分，可加強說明，評值結果以「0」不瞭解或「1」瞭解表示，並完成評值日期及護理師簽名欄位。

護理人員以病人為中心，提供病人藥物護理指導，並於指導後評值病人或家屬了解程度，讓病人或家屬對病人的用藥更加了解及安全。

全面整合衛教資訊：出院病人QR code衛教單張

「病人安全」是醫療品質的基石，要確保病人的用藥安全，除了醫療團隊的重視之外，民眾的知識提升及積極參與更是有效的利器。藉由整合性的衛教資訊，搭配目前普遍化的智慧型手機，讓病人隨時隨地都能做到自我的健康照護。由於資訊應用的技術日新月異，條碼應用的層面也越來越多元，舉凡藥物仿單、藥品外觀、衛教影片等，皆能以二維條碼(QR code)來進行讀取及連結，有效藉由提升使用率來增加民眾醫藥知識。

QR code目前已廣泛運用在藥袋上，利用手機讀取能連結藥品查詢系統，可即時掌握最新藥品資訊，包含藥品外觀彩色圖片、藥品完整資訊、藥品說明書及衛教資訊。對於慢性病人的照護，除了遵醫囑服藥之外，病人的生活、飲食習慣也需要建立正確觀念，以降低疾病再發的因子，將QR code運用在護理衛教

上，來提供病人疾病照護資訊。

　　檢視病人的衛教需求後，將藥品及護理衛教的QR code整合成「病患照護衛教單張」(圖6-3-5)，讓病人所需之相關資訊QR code完整呈現在同一表單上，讓病人能隨時隨地確認藥品衛教資訊及疾病相關之護理衛教資訊。

　　醫療機構除了給予病人疾病治療外，也希望藉由多元的醫藥資訊，建立民眾自我維護健康的概念。利用智慧型裝置，連結現有藥品資訊，可達到即使病人出院後也能完整獲得用藥須知的目的。

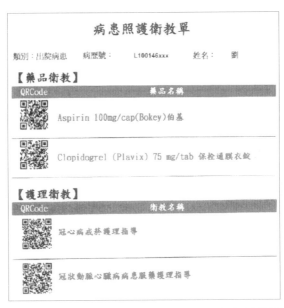

圖6-3-5　結合QR code之出院病人衛教單張，提供更方便的資訊取得管道

6-4

化療給藥
安全管理

文 ——— **謝珮盈**　　　**溫珮穎、劉怡婷**
　　　　臺北慈濟醫院藥學部　　臺北慈濟醫院護理部

王雅萍
臺中慈濟醫院藥學部

　　化學治療藥品屬於高危害性藥品，為確保用藥安全，針對化療醫囑開立進行組套設立，希藉由標準化流程達到正確開立化療藥品目的。醫師開立化療處方需藉專用醫囑介面(圖6-4-1)完成開立，藥師端、護理端亦可依產生之條碼進行後續稽核，提升病人用藥安全。

處方開立端：利用組套預設標準劑量

　　各科／各癌別參考文獻及美國國家癌症資訊網(National

Comprehensive Cancer Network (NCCN) Guidelines)訂定常用組套，組套內預設藥品、標準劑量、用法。系統可自動換算建議使用劑量，醫師仍可依病人狀況修改用量，若系統稽核修改後用量超出建議用量之±10%或未使用組套開立，醫師須另行輸入原因並留存紀錄(圖6-4-2)。並於相關會議上定期檢討，以提升病人用藥

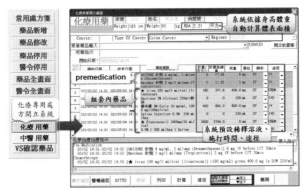

圖6-4-1 化療處方專用開立系統

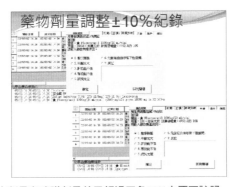

圖6-4-2 實際開立劑量與建議劑量差異超過正負10%之原因註記

安全(圖6-4-3)。

　　以下為處方開立時之注意事項於醫囑存檔時自動稽核，並跳出視窗提醒醫師：

用藥前須先測試之提示：例如L-asparaginase使用前建議先做皮下試驗以確保安全。

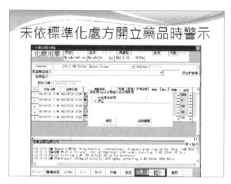

圖6-4-3　醫師開立之化療處方非依模組方式開立之原因註記

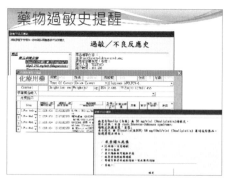

圖6-4-4　病人有藥物過敏史、不良反應史之警示

建議稀釋濃度：例如Paclitaxel建議最終稀釋濃度為0.3-1.2 mg/mL，避免給予藥液濃度不當。

終身累積劑量提示：例如Epirubicin之終身累積劑量為550 mg/m2，曾接受過放射治療病人應減至400-450 mg/m2，提醒醫師注意。

病人有藥物過敏史、不良反應史之警示：同本院藥物過敏史稽核系統，開立與病人過敏藥品成分相同藥品提醒處方醫師，若之前病人過敏狀況屬重度過敏更不可開立。(圖6-4-4)

使用劑量超出藥物極量提示：不論是成人或兒童，開立化療藥品超過極量將提示處方醫師。

重複用藥提示：開立與現行藥重複之處方將立即提示醫師。

檢核處方開立期間無給藥時間點之提示：處方開立時應設立給藥時間點，若未設定則提示醫師。

臨時採購藥品之病人開立限制：部分因特定病人狀況臨時採購進來之化療藥品，限定原申請病人使用，醫師為其他病人處方該藥品時將無法開立。

二、藥局端：

一、審核處方確認無疑義後，刷條碼將此筆處方鎖定，醫師若要修改處方則需通知藥師端，確認病人用藥正確性及避免藥品損耗。

二、處方備藥需刷藥品瓶身條碼，稽核藥品數量及品項正確。

三、調配前刷條碼，稽核備藥藥師是否完成備藥確認。

四、調配後刷條碼，記錄調配完成時間，另外護理端簽收、護理給藥時間皆有紀錄，以利稽核藥品安定性(圖6-4-5)。

五、化療藥品標籤，組套開立之藥品，由系統直接列印出輸注速率，避免人為計算及謄寫時之疏失(圖6-4-6)。

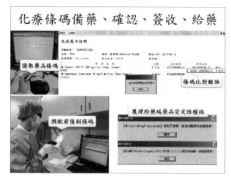

圖6-4-5　處方核對、調配前後、護理給藥稽核藥品安定性皆可利用條碼系統輔助

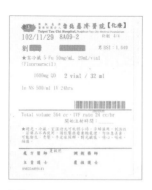

圖6-4-6　化療藥品標籤

化療藥品組套建置能有效以臨床資訊系統管控化療處方開立之安全性，避免人為疏失導致的給藥疏失，提高醫師處方時的便利及正確性；藉由各種藥物相關警示之管控維護，護理端亦能利用系統確保給藥正確及藥品安定性。化療藥品系統管控之資訊運用，除了提升病人用藥安全，也提供臨床人員正確之處方及給藥依據，有效提升醫療品質。

護理端：化療給藥

化學治療(簡稱化療)給藥是高風險、高成本且不容許錯誤的重要護理處置，正確執行化療給藥是病人安全品質指標之一，結合資訊設置能提高護理人員給藥效率，當病人出現異常時，並能立即給予處置，保障化療病人用藥安全。

統計化學治療給藥異常，錯誤類別主要為病人辨識錯誤、給藥順序錯誤及滴數劑量錯誤等，2013年5月起，從醫療科化療醫囑模組化之建立，藥劑及護理端運用條碼輔助，稽核調劑過程正確性並監測藥物穩定性及給藥正確性。此外，化學治療過程之注射觀察紀錄單與化療副作用評估表單資訊化，並與電子護理紀錄連結，減少護理同仁重複書寫、縮短紀錄時間。觀察評估項目有異常狀況時，依據實證護理提供處置選項與衛教單張，增進護理人員對於病人安全教育之把關。

系統建構之重要功能詳述如下：

一、透過資訊系統建立化療醫囑模組標準化

依據18種癌別制訂之抗癌藥物處方共設立91種模組，醫師經由組套式的醫囑開立與格式化的呈現方式可以降低潛在錯誤，如提升醫囑開立之完整性與正確性(圖6-4-7)、避免藥師調配錯誤、護理人員能夠清楚解讀醫囑訊息與遵循其規劃之治療。

二、運用條碼輔助給藥系統提升給藥正確性

系統畫面中將化療藥物依據醫囑開立之順序呈現並透過顏色標示加強護理人員辨識。運用條碼輔助給藥系統稽核病人辨識、化療給藥順序、是否有遺漏給藥、給藥時間正確性、以及雙人覆

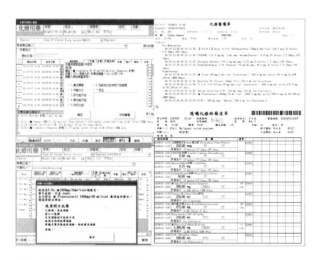

圖6-4-7　囑系統相關稽核與醫囑、給藥單格式

核機制。

三、運用條碼系統提升化療藥物調劑過程正確性並監測藥物穩定性。

四、相關觀察紀錄單連結護理紀錄

將注射觀察紀錄單與化療副作用評估表單資訊化,並與電子護理紀錄連結,如病人辨識稽核、給藥順序稽核、化療藥物調配穩定稽核、雙人覆核機制、相關評估紀錄等,以減少護理同仁重複書寫、縮短記錄時間。觀察項目有異常狀況時,依據實證護理提供處置選項與衛教單張,增進護理人員對於病人安全教育之把關。

為提升化療給藥護理確認的正確性及效率,利用條碼輔助給藥系統輔助,結合化療處方、稽核病人辨識、確認給藥順序、給藥時間正確性及是否遺漏給藥,亦可增進護理人員對化療病人安全教育之把關。

參考文獻與資料

- •Smith M, Halvorson G & Kaplan G.(2012). What's needed is a health care system that learns: Recommendations from an IOM report, JAMA, 308(16), 1637-8.

- •Johnson CL, Carlson RA, Tucker CL, et al.(2002). Using BCMA software to improve patient safety in Veterans Administration Medical Centers. J Healthc Inf Manag, 16(1), 46-51.

- •黃宗賢、莊樹義、張馨文等 (2012)，應用條碼於藥事服務之經驗，藥學雜誌，28(3)：129-132。

- •吳美雯、郭容美、蔡慈娟 (2011)，藥物錯誤事件分析、以條碼輔助給藥系統建置為例，醫療品質雜誌，5(5)：61-6。

- •黃秀雅、周幸生、曾冠叡等 (2011)，條碼給藥系統推行與全面品質管理策略之實務經驗，醫務管理期刊，12(2)：130-42。

- •張意宜、周郁晴、陳映紅等 (2008)，門診病人對條碼式藥品辨識系統之滿意度調查，輔仁醫學期刊，6(1)：11-8。

第七章
雲端資訊技術之應用

文 ——— **傅子晅**
臺中慈濟醫院資訊室

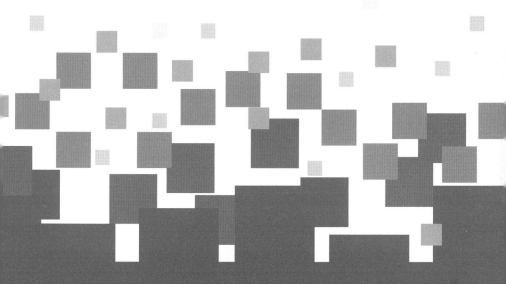

早期，醫療資訊是由大型主機(Mainframe)提供集中式的服務功能，隨著網際網路的發展以及個人電腦及伺服器效能的提升，取而代之圖形介面的主從式架構(Client–server model)或客戶端-伺服器(Client/Server)結構簡稱C/S結構到之後的多層架構(Multi-Tier)服務，到現今醫療服務朝雲端化發展的趨勢。雲端技術將服務與主機之間的關係模糊化，客戶不需知道程式與資料存放於何處卻能享有企業級的服務。

為提供全民完整的健康照護計畫，行政院於2012年底通過「雲端運算應用產業發展方案」，其中包含了衛生福利部規劃的「健康雲」(如圖7-0-1)，其中包含了醫療、照護、保健及後來追加的防疫等4種雲(許明輝，2013)。

現今全國醫護人力吃緊，如何留住護理師並能提升病患就醫品質、節省醫護行政作業時間己成為醫院經營者所需面臨之重要

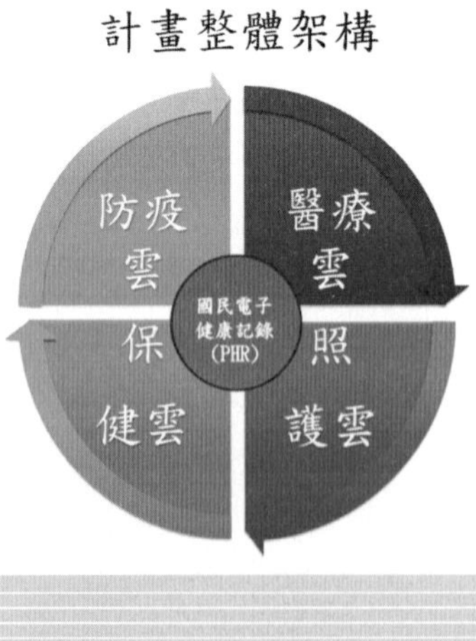

計畫整體架構

圖7-0-1　健康雲規劃

議題；因此利用科技創新並優化將資訊系統優質化，讓護理師更能專心照護病患，更達到病人安全照護。基於前述考量，臺中慈院護理資訊系統藉由不斷的流程改造善與檢討分析，將原本需耗時手工抄寫TPR、GCS、疼痛等工作列為優先資訊化目標，以縮短人工抄錄之作業時間。使護理師把節省下來的時間轉用於病人照顧上，可說是醫病照護一大突破。

生命徵象(包括：脈搏、呼吸、血壓與體溫)之量測與監控是病房護理最基本之常規作業，傳統之作業護理人員都會推著一臺測量生命徵象的機器，定時去幫病患測量，量完後再將數據記錄在床邊的板子上，一個星期去回收一次紀錄單回護理站畫曲線夾病歷。假設一位護理人員大約會負責照顧八位病患，如果一位病患一天要測量三次，八位病患一天照顧下來護理人員就要重覆二十四次相同的動作。為避免護理人員重覆執行前述作業與提升生命跡象之量測品質，臺中慈院利用雲端科技，解決護理人員長期以來所面臨之作業繁複與登錄數據可能發生錯誤的困擾。

雲端介紹

雲端是近年來被熱烈討論的新資訊架構，而如何將醫療雲端化？是否能上網就是雲端化，其答案是否定，簡而言之，雲端技術涉及雲端運算。

所謂雲端運算(cloud computing)是指一個經過網際網路的運算模式，方便使用者能隨時透過網際網路取得所需的共享服務(NIST, 2013)，為協助讀者了解其定義，本文為將美國國家技術標準局(National Institute of Standards and Technology, NIST)所定義之三個層面進行討論：

從特徵看雲端

根據NIST對雲端運算所定義的五個特徵點分別為：隨需求自助服務(On demand self service)、擴大網路存取(Broad Network Access)、共享資源池(Resource Pooling)、快速且彈性(Rapid Elasticity)、可量測的服務(Measured Service)(NIST, 2010)。以下分別對五個特點做說明：

1.隨需求自助服務(On demand self service)：可自行透過雲端運算的彈性架構來進行需求調配，不需透過服務供應商協助。

2.擴大網路存取(Broad Network Access)：用戶端利用手機、平板電腦等設備透過網路即時享受平臺上的服務及所需要之訊息資料的雲端服務。

3.共享資源池(Resource Pooling)：使用者不需知道資源確切的位置，就能使用所需的資源與容量，是因為供應商會將所有實體與虛擬的運算資源彙整到一個虛擬化的資源池之中。

4.快速且彈性(Rapid Elasticity)：使用者可隨時透過服務供應商所

提供的虛擬主機進行擴充作業系統、防火牆或安裝所需的應用

程式，也可隨時終止服務。

5.可量測的服務(Measured Service)：服務供應商會監控資源的使

用量，達到透明化的服務使用資訊，並且優化資源及存取控制

處理規畫。

從服務看雲端

根據NIST對雲端運算所定義的雲端服務主要分為三個類型，

有軟體即服務(Software as a Service, SaaS)、平臺即服務(Platform

as a Service, PaaS)、基礎架構即服務(Infrastructure as a Service,

Iaas)，(如圖7-0-2) (Rimal, Eunmi, & Lumb, 2009)。

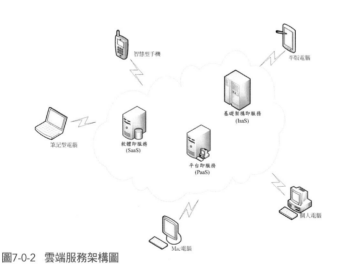

圖7-0-2　雲端服務架構圖

軟體即服務(Software as a Service, SaaS)

使用者向服務供應商租賃應用程式,不需購買就能享有雲端服務,也可節省許多管理、軟硬體設備等費用,以達到成本效益。如:使用者可以透過連接網際網路的方式來使用E-mail、地圖等平臺。

平臺即服務(Platform as a Service, PaaS)

使用者可利用服務供應商所提供的免費或付費平臺來開發軟體或進行測試軟體,只要控制所用的主機組態,不需維護硬體設備。如:使用者可利用Google App Engine、IOS APP Engine等平臺開發軟體。

基礎架構即服務(Infrastructure as a Service, IaaS)

一般服務供應商只提供必要的網路、儲存空間、中介軟體等基礎設施,如果使用者需自行擴充作業系統、防火牆或應用程式時,可利用IaaS服務。此服務的可擴充性是最高的,但安全風險也相對較高。如:使用者可在Amazon AWS上建置軟體開發或運算環境。

從布署模式看雲端

根據NIST對雲端運算所定義的四個布署模式分別為公有雲(Public Cloud)、私有雲(Private Cloud)、社群雲(Community Cloud)、混合雲(Hybrid Cloud),(圖7-0-3) (NIST, 2010) 。以下分別對

四個模式做說明：

1.公有雲(Public Cloud)：第三方供應者使用存取控制機制，提供免費或付費的公用服務，如雲端資料儲存、主機運算等。彈性佳且具有成本效益。

2.私有雲(Private Cloud)：具有公有雲的彈性和服務，且安全性更勝公有雲。一般在IT組織在內部使用。

3.社群雲(Community Cloud)：是由委外來協助提供所需要的設備資源，組織可共同使用雲端資料及應用程式。如：醫療雲、教育雲等。

4.混合雲(Hybrid Cloud)：是由公有雲的運算資源及私有雲的內部使用來組成。能同時掌控組織關鍵服務及雲端處理資料。

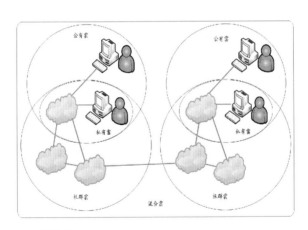

圖7-0-3　雲端部署模式

床邊雲端技術
提升病人安全

文 ——— **傅子晅**
臺中慈濟醫院資訊室

　　前言中已介紹雲端科技的架構,與病人安全相關的雲端技術,如何建構醫療雲?臺灣醫療產業都開始建置醫療雲,而行政院為提供全民完整的健康照護計畫,於2012年底通過「雲端運算應用產業發展方案」,該方案包含了衛生福利部規劃的「健康雲」,主要內容涵蓋醫療、照護、保健及後來追加的防疫等4種雲,這些雲應用在醫療服務層面時,須聚焦於如何確保病人安全,使病人免於因醫療照護過程中的錯誤而導致不良結果或傷害。

　　雲端科技是一種延伸傳統資料中心的方式,利用自動化、標

準化、虛擬化及運算資源等技術整合整個組織的內部作業流程與資訊系統之作模式。

隨著不斷變化的雲端科技，如：衛福部已著手進行「醫療雲」的發展，並在2009年時委託臺灣健康資訊交換第7層協定協會(HL7)以TMT (Taiwan electronic Medical record Template)的研究成果為基礎，依 CDA(Clinical Document Architecture)之架構為準則，制定電子病歷的基本格式，使醫療院所未來在使用這項標準時能有所依循。而雲端科技逐漸影響醫療保健產業，甚至可以透過雲端科技為患者安全的最新技術打造新一代病人安全資訊系統。此項功能也是借重健保雲端科技的幫助，提供了進一步的預防或改善，以保護病人的權利和病人就醫安全保障。

近年來衛福部積極推動電子病歷系統，就是希望個人健康資料能被跨院交換，國人不必為了調閱紙本病歷，而在醫療機構間重覆作檢查、列印病歷……；因此更加深雲端技術建置的重要性與迫切性，進而提升醫療品質、促進病人安全，並跨越原本封閉的醫療藩籬、減少資源浪費，因此個人健康紀錄將是未來的趨勢。而跨院個人健康資料牽涉軟體與硬體的系統整合、管理與服務、個人資料保護與資訊安全等課題。

依據衛福部調查公立醫院護理人員相關人力配置報告書指出，經調查2007至2010年度國內65家公立醫院臨護理人員短缺率超過5%者，分別達27家、23家、22家及24家，護理人員離職率達10%以上者，分別達45家、48家、35家及45家。(請參閱2013年

1月審計部專案審計報告國內臨床護理人員配置報告;全球資訊網www.audit.gov.tw);全臺醫院2010年之護理人員離職率,依NIS層級別分析醫學中心、區域醫院、地區醫院為22.25%、27.33%、28.81%,遠高於歷年平均16%-17%,而護理人員短缺現象,也使得各家醫院降低一成病床數,除影響了病人就醫的權利,也降低護理人員照護的品質。

當病患自入院到出院期間涉及繁複的作業流程與醫療照護,都需醫護團隊綿密合作才能完成。若能透過利用雲端科技的資訊化技術將資料收集、儲存、處理擷取、顯示及傳遞訊息,可簡化護理作業以增加病人資訊的安全性,減少護理人員作業時間使病患獲得更好更完善的照護。如透過資訊系統可以簡化人工書寫記錄的時間,讓臨床護理活動的提供朝向以病患為導向的整體性護理,提升臨床照護的品質。

以生理信號雲端系統為例,即時量測病人之生理信號,並將生理信號立即傳輸至醫院資訊系統(HIS),作為診斷的參考依據,成功將生理信號監測功能推向遠距照護資料平臺,不僅大幅縮短資料登錄時間,且避免人工轉謄記錄可能造成的失誤。此病房雲端醫療系統可確保病人安全並降低醫護人員工作負荷,將時間還給護理師,有效利用於病人的直接照護與互動關懷上,而雲端資料庫透過Wi-Fi接收電子生理監測裝置所量測之生理值資訊,可遠端進行該智慧型電子生理監測裝置與雲端資料庫時間同步校對,以確保資料之正確性(圖7-1-1)。其中除了包含檢驗該電子生理監測

裝置準確度(或校正該智慧型電子生理監測裝置準確度)外，亦可手動輸入生理值資訊，且將偵測以及手動輸入之生理值資訊傳輸至雲端資料庫，進行資料統整、自動判斷及異常值通報功能，這些數據透過雲端技術降低手寫錯誤、提高資料準確性，大幅提昇病人安全，關於TPR雲端系統實務將於下一小節作進一步的探討。

雲端技術應用於病人安全之實務

藉由現代技術之快速發展，臺中慈院引進了能自動將測量的生命徵象數據回傳至HIS(Hospital Information System)的系統，此

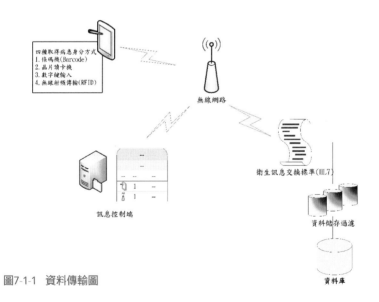

圖7-1-1　資料傳輸圖

系統會與生命徵象的儀器做連結，會自動去截取儀器量測出的數據，再加上條碼掃描器(Barcode Reader)來代替人工輸入。測量前會先用Barcode Reader讀取護理人員識別證上的條碼，確保護理人員無誤，再用Barcode Reader讀取病人圈上的病歷號條碼，確認病人無誤，再開始啟用測量生命徵象的儀器，測量完後，系統就會去撈取儀器上的數據加上病患的基本資料，透過病房內設置的無線網路自動將此病患的數據無時差的上傳到HIS主機，HIS主機會把系統上傳回來的數據處理轉換成HIS資料表的格式存檔。護囑系統就會將資料表裡的數據處理運算後自動把此病人的生命徵象曲線圖繪製完成，護理人員只要進護囑系統把輸入/輸出、血糖值、GCS及身高體重的資料輸入，再將紀錄表轉以電子紀錄方式存檔。(圖7-1-2、圖7-1-3)

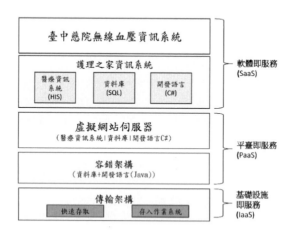

圖7-1-2　臺中慈院無線血壓資訊系統雲端架構

由於脈搏、呼吸、血壓與體溫是顯示病患目前健康狀態不可少的生命徵象指標。如果其中有一項的值異常，護理人員都要去注意，那些都有可能是病患身體發出警示燈，所以通常主治醫生都會要求護理人員一天至少要測量個三到四次。這對一位護理人

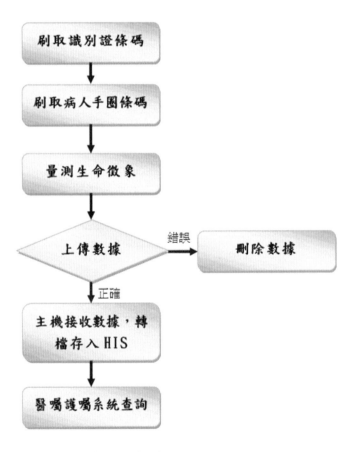

圖7-1-3　臺中慈院無線血壓資訊系統使用流程

員來説是費時與費力，導致護理人員因超時工作不斷離職，而造成現在的「護理師荒」，若能將護理人員每天定時都必須去完成的照護行為，使用雲端技術予以取代，降低其執行每一項工作之時間，不僅對病人好也會提升醫院的照護品質(圖7-1-4)。

　　雖然以前護囑系統裡就有輸入生命徵象的功能，但護理人員還要為了醫院推行的電子病歷去把紙本的數據再花上額外的時間輸入進HIS系統裡，對於護理人員而言，無法有效提升作業效率，若能充分運用雲端技術，將可大幅提升護理資料效率。此外，因為系統全程的輸入都是用條碼讀取器(Barcode Reader)來讀取識別病患，再透過無線傳輸在院內私有雲中，數據不會外洩也不會有個資問題，故可提高資訊之可利用性、完整性與正確性。

　　這套系統可以與各廠牌的生命徵象儀器結合再加上所有的運算處理都建置在雲端系統，除了大幅的減少了護理人員工作時間外，亦還減少許多不必要的固定成本，如紙張列印、人員抄寫的時間等 (圖7-1-5)。

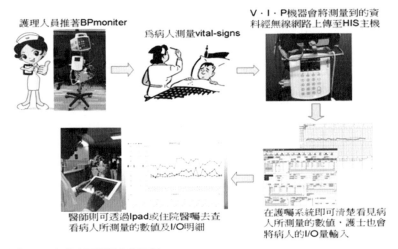

護理人員推著BPmoniter

為病人測量vital-signs

V・I・P機器會將測量到的資料經無線網路上傳至HIS主機

醫師則可透過Ipad或住院醫囑去查看病人所測量的數值及I/O明細

在護囑系統即可清楚看見病人所測量的數值，護士也會將病人的I/O量輸入

圖7-1-4　無線血壓資訊上傳流程

記錄平均耗時比較　　(N=197)

(秒/人)

	TPR	輸出/輸入量	GCS	疼痛	總計
手寫					
	50.0	35.8	12.4	2.6	101.0
系統					
	0.0	22.8	10.0	2.2	35.0

圖7-1-5　臺中慈濟醫院2011-2013年數據

雲端提升
安寧療護

文 ——— **陳星助**　　　**陳俊勳**
花蓮慈濟醫院院長室　　花蓮慈濟醫院企劃室

　　當病人來到生命末期，會表達想要回到自己熟悉的地方；然而，末期病人容易併發多症狀，病情也會快速起伏變化，且花東地區幅員遼闊、醫療資源分配不均等地區的特殊性，亟需應用資通訊科技發展適合偏遠地區的安寧療護創新服務模式，減少城鄉落差。花蓮慈濟醫院在2013年與群輝康健科技股份有限公司共同參與經濟部創新科技應用服務計畫，以心蓮病房安寧療護服務為基礎，發展安寧協同照護系統服務提供末期病人，以安寧共照病房、安寧病房、及安寧居家，應用雲端運算提供連續性的協同照護服務。慈濟心蓮安寧療護計畫包括社區式、居家式、機構式三

類遠距健康照護服務模式與其應用系統，並建置串連以上三種照護模式的共通資訊平臺。此三類服務模式可整合運作，服務不同照護需求之個案。該計畫整合花東地區的地區醫院及養護機構，擴大安寧療護的服務面及範圍，透過安寧協同照護連續性服務，確實達到全人、全程、全家、全隊及全社區的五全服務。

面臨人口老化以及健保財務壓力，全球各國都希望透過資通訊科技提供低成本、高品質的照護服務。隨著疾病型態慢性化、照護內容複雜化、照護時間長期化等問題，機構照護雖然提供專業的照護服務能力，居家安寧療護應更符合在地老化的精神，末期病人能夠與親人在熟悉的環境療護，對於病人會有比較寧靜的心境。到2008年為止，美國已經有超過三成民眾選擇安寧療護(National Hospice and Palliative Care Organization, NHPCO，2013)，臺灣地區則仍以癌末病患為主，使用安寧療護佔總死亡人口不到十分之一。國內外針對末期病人選擇傳統醫療及安寧照顧所需要的費用比較，安寧照顧可以節省從25-40%之末期照顧成本(黃馨葆等人，2011)，未來透過雲端發展安寧協同照護服務，逐步提高末期病人使用安寧療護，將可以節省龐大的末期照護費用。

末期病人在醫院治療一段期間後，會表達想要回到自己熟悉的地方。末期病人容易併發多症狀，病情也會快速起伏變化，家屬面臨要轉介到養護機構或回到家中照顧的壓力。居家照護最大的負擔是照顧者，如果病人是多重疾病並伴隨肢體障礙，對照顧者而言更是沉重的負擔。因此，應用資通訊科技發展安寧協同照

護，除了降低照顧者的身心壓力，同時讓末期病人可以選擇自己理想的療護地點。

安寧療護理念，主要強調緩解或免除末期病人身、心、靈及社會層面的痛苦，以「全人、全家、全程、全隊」的模式提昇末期病人生命品質與尊嚴(趙可式，1999)。安寧療護除了家人、照顧者、醫護及志工全程的關懷服務外，同時需要社區生活支持網絡，發展安寧療護協同照護服務平臺，讓參與照護團隊能夠得到病人最新病程並及時回應照護需求，是非常重要的關鍵因素。心蓮安寧療護計畫開發協同照護應用智慧型手持裝置，例如手機、平板電腦等，整合居家端的生理量測設備，透過雲端運算提供安寧病患從四全加入全社區的五全服務。

花東地區幅員遼闊、醫療資源分配不均等地區的特殊性，亟需應用資通訊科技發展適合偏遠地區的安寧療護創新服務模式，減少城鄉落差。安寧療護強調以病人的意願為主要照護方式，家庭也是許多末期病人希望療護的地方，隨著生理監測儀器及資通訊的普及，醫療機構開始透過居家端生理參數量測以及視訊連線，提供遠距照護服務。心蓮安寧療護計畫就是將醫院端的心蓮安寧病房及共同照護，應用雲端運算將安寧服務延伸到居家及安養機構，促進末期病人採用安寧療護服務的意願，同時提高安寧療護的整體服務滿意度。目前每年死亡人數扣除意外及自殺人數約十二萬人，未來透過遠距照護進行安寧療護服務，其中除醫療機構的積極參與外，建立新的安寧協同療護服務流程，發展雲端

運算整合居家端生理量測設備及醫護照護人員，以較低成本提供高品質的居家療護服務，應是可行的安寧照護策略。

　　病人能夠回家進行安寧療護必須進行以下的評估：家中的設施及環境是否可以符合安寧療護的條件？疾病症狀控制及監測設備是否齊全？照護人力是否可以勝任？營養是否可以補充？政府積極推動居家照護服務，未來長照也將以社區及居家為發展重點，各縣市政府提供多樣的補助措施，但是申辦窗口及流程對於病患仍不夠便利。隨著資訊科技及網路的普及，應用協同照護整合病患需求及服務的窗口，提供末期病人完整且連續性的服務是非常重要的。許多安寧病患會在醫院、居家甚至機構中轉換療護的場所，讓病患在療護過程的即時需求可以透過協同照護平臺，無縫連接家屬、照顧者、醫護人員以及志工，將能夠大幅改善安寧療護的整體服務品質，讓病患及照顧者都能擁有良好的生活品質。

　　如果要滿足末期病人回家安寧療護，必須從病人及家屬需求面，進行跨領域服務整合，應用雲端運算發展協同照護服務(圖7-2-1)。

　　本創新研發計畫以病人需求為中心進行規劃，透過資通訊科技緊密串連醫院端、病人家屬端、共照團體等，給予家屬返家照護的支持，及強化在家照護之能力，使病人能安心且有尊嚴地走過人生最一段路，達成在地老化、社區善終、在家往生的目標，有助於安寧療護、社區共照、長期照護之健全發展。

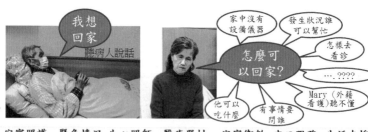

圖7-2-1　心蓮安寧協同照護服務

慈濟心蓮安寧療護計畫包括社區式、居家式、機構式三類遠距健康照護服務模式與其應用系統，並建置串連以上三種照護模式的共通資訊平臺。此三類服務模式可整合運作，服務不同照護需求之個案；因為末期病患照護需求可能會轉移，如從機構式照護服務轉移為社區式或居家式照護服務，在服務轉移的過程中，個人照護資訊與服務機制必須透過共通資訊平臺機制串連起來，以便能建構整合性、連續性、共通性的安寧照護服務，應用資通訊科技改善不同地點的安寧療護服務流程，以雲端運算發展協同

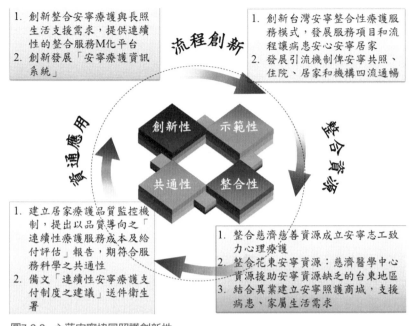

圖7-2-2　心蓮安寧協同照護創新性

照護服務，建構創新安寧療護服務模式(圖7-2-2)。

　　本計畫將整合安寧療護及生活支援服務，慈濟醫院將以安寧專業療護整合花東地區的地區醫院及養護機構，擴大安寧療護的服務面及範圍，透過安寧協同照護連續性服務，達到全人、全程、全家、全隊及全社區的五全服務。

結論

　　使用醫療資訊技術提升病人安全之實務是現今醫務管理與醫療資訊發展之重要方向，透過慈濟醫療志業整合與推動醫療資訊系統全面整合與運用，以全方位醫療資訊系統的架構出發，規劃並發展跨部門臨床醫囑系統、護理資訊系統及電子病歷系統，從醫院端出發延伸至社區，尤其在臺灣東部地形狹長的區域，使用醫療資訊於居家護理產生之效益並結合雲端技術實務運用發展癌症末期病患之心蓮安寧療護計畫，以期能提升醫院整體品質管理與病人安全。

參考文獻與資料

- U. S. NIST Cloud Computing Program. (2013). Information Technology Laboratory, retrieved from http://www.nist.gov/itl/cloud/

- U. S. NIST Cloud Computing Use Cases. (2010). Cloud Computing Use Cases White Paper (V4.0, 7).

- Rimal BP, Eunmi C, & Lumb I. (2009). A Taxonomy and Survey of Cloud Computing Systems, Fifth International Joint Conference on INC, IMS and IDC, Seoul, Korea, 44-51.

- National Hospice and Palliative Care Organization(NHPCO). NHPCO's Facts and Figures Hospice Care in America(2013 Edition). Available at http://www.nhpco.org/sites/default/files/public/Statistics_Research/. Accessed October 10, 2013.

- 許明輝 (民 102 年 11 月 25 日)。台灣健康資訊科技現況與未來。【智慧醫療論壇】。取自 http://www.digitimes.com.tw/tw/b2b/Seminar/shwnws_new.asp?CnlID=18&cat=99&product_id=051A21112&id=0000358244_APU1EY085DPXBY3SHH8XC

- 何瓊芳、林素香、楊玲玲、白淑芬、高有怡、蔡美菊 (2010)，居家護理第版，臺北：新文京。

- 黃瓊珠 (2012，7 月)，居家護理人員對於整合性居家照護資訊作業系統之接受研究，(未出版之碩士論文)，屏東：美和科技大學健康照護研究所。

- 黃馨葆 蔡兆勳 陳慶餘 邱泰源：生命末期照顧如何達到好的成本效益。安寧療護雜誌，2011：16：2：205-216。

- 趙可式 (1999)：安寧療護的起源與發展，厚生雜誌，8，8-11。

醫療資訊與
病人安全管理實務

作　　者／佛教慈濟醫療財團法人
發 行 人／王端正
總 編 輯／王志宏
總 策 劃／林俊龍
主　　編／張文成
企劃編輯／李明峰、曾慶方
責任編輯／何祺婷
美術指導／邱金俊
美術編輯／林家琪
出 版 者／經典雜誌
　　　　　財團法人慈濟傳播人文志業基金會
地　　址／台北市北投區立德路二號
電　　話／02-2898-9991
劃撥帳號／19924552
戶　　名／經典雜誌
製版印刷／禹利電子分色有限公司
經 銷 商／聯合發行股份有限公司
地　　址／新北市新店區寶橋路235巷6弄6號2樓
電　　話／02-2917-8022
出版日期／2015年09月初版
定　　價／新台幣 350元

國家圖書館出版品預行編目(CIP)資料

醫療資訊與病人安全管理實務 / 佛教慈濟醫療財團法人著. --
初版. -- 臺北市 : 經典雜誌, 慈濟傳播人文志業基金會, 2015.09
216面 ; 21x15公分　ISBN 978-986-6292-66-8(平裝)
1.醫院行政管理 2.資訊管理系統
419.2029　　　　　　　　　　　　　　　　　　104016647